90%的病，控糖就會好

{ 挑對食物、吃對順序、控制份量，
就能逆轉體質的血糖平衡法 }

Glucose Revolution
The Life-Changing Power of Balancing Your Blood Sugar

Jessie Inchauspe
潔西 伊喬斯佩 著
吳煒聲——譯

高寶書版集團

| 致親愛的讀者 | 004 |
| 我為什麼會研究血糖 | 012 |

第一部分　什麼是葡萄糖？

第一章	進入駕駛艙：血糖為什麼如此重要	028
第二章	為各位介紹傑利：植物如何製造葡萄糖	036
第三章	家族事務：葡萄糖如何進入血液	046
第四章	尋求快樂：為什麼我們會比以前吃更多的葡萄糖	055
第五章	在皮膚之下：了解葡萄糖驟升	063

第二部分　為什麼血糖驟升會損害健康

第六章	火車、吐司和俄羅斯方塊：	
	當血糖驟升時，體內發生的三件事	074
第七章	從頭到腳：血糖驟升如何讓我們生病	089

第三部分　如何讓血糖曲線平穩？

| 訣竅一 | 以正確的順序進食 | 114 |
| 訣竅二 | 用餐前先多加一道綠色蔬菜 | 133 |

CONTENTS

訣竅三	別再計算卡路里	151
訣竅四	要讓早餐後的血糖平穩	170
訣竅五	吃你喜歡吃的糖，它們都是一樣的	198
訣竅六	寧可吃飯後甜點，也不要吃甜零食	215
訣竅七	吃飯前先喝點醋	225
訣竅八	飯後要活動	242
訣竅九	如果一定要吃零食，就吃鹹的	254
訣竅十	為碳水化合物裹上外衣	263

控糖小撇步 當事情變得棘手的時候，該如何控制血糖？	284
每日血糖平穩計畫	300
你是特別的	303
結語	307
食譜	309
致謝	346

致親愛的讀者

你上一餐吃了什麼？不妨回想一下。

你喜歡吃那個食物嗎？它看起來像什麼？聞起來像什麼？味道如何？你吃的時候，人在哪裡？你和誰在一起？你為什麼選擇那個食物？

食物不僅美味，對人體也很重要。但是在我們不知情的情況下，把食物吃下肚也會造成意想不到的後果。

我現在要問一個更難的問題：你知道吃了那個東西以後，肚子增加了多少公克的脂肪嗎？你明天起床時會長痘痘嗎？你知道你的動脈因此積累了多少斑塊（plaque）[1]，或者你的臉上增加了多少皺紋嗎？你知道你因為吃了這個食物，兩個小時後就會再度感到飢餓、今晚會睡不好或明天會精神不濟嗎？

簡而言之，你知道自己最後吃的食物會如何影響你的身心嗎？

---

1 譯註：血管壁上累積越多的斑塊，罹患動脈硬化的風險就越高。

很多人都不知道這些。我以前還沒學習到一種叫做葡萄糖（glucose）的分子以前，當然也不知道。

我們的身體就像一個黑箱：我們知道身體的功能，但不知道它如何運作。我們經常根據自己讀到或聽到的訊息來決定午餐要吃什麼，但根本不知道自己的身體真正需要什麼。英國哲學家艾倫・華茲（Alan Watts）寫道：「動物用胃進食，人類則是靠大腦進食。」假設我們的身體能跟我們說話，一切將會完全改觀。我們會明白為什麼吃完東西後兩個小時又餓了，為什麼我們昨晚睡得不好，為什麼我們隔天會精神不濟。如此一來，我們就能挑選更好的食物。我們會更健康，生活也會有所改善。

我還要告訴各位一個內幕消息：你們知道嗎？我們的身體隨時都在跟我們說話。我們只是不知道該如何去傾聽。

我們只要吃進任何東西，身體都會產生反應。吃進肚子的食物會影響體內的 30 兆個細胞和 30 兆隻細菌。我們的身體會出現各種症狀：難以遏止的食物渴望、長青春痘、有偏頭痛和腦霧、情緒波動、體重增加、嗜睡、不孕、得到多囊性卵巢症候群、第二型糖尿病、脂肪肝和心臟病⋯⋯這些訊息都在發出警示，我們的身體出了毛病。

這要怪我們生長的環境。食品行業每年砸數十億美元打廣告，推銷碳酸飲料、速食和糖果，賺得盆滿缽滿，而我們只能吃這些垃圾食物。他們往往打著騙人的幌子，說什麼「吃加工食品和糖不會傷身，要吃多了才會有影響」。但根據科學研究，事實恰好相反：**我們食用加工食品和糖以後，即使攝取的熱量沒有超標，依然會傷害身體。**

行銷話術林林總總，一直誤導民眾，讓我們對以下說法深信不疑：

「減肥就是把吃進身體的卡路里消耗掉。」

「早餐一定要吃。」

「吃米糕和喝果汁對身體有好處。」

「吃高脂肪食物會傷身。」

「吃糖才能獲得能量。」

「第二型糖尿病是遺傳疾病，無法加以扭轉。」

「你瘦不下來，那是因為你的意志力不夠堅強。」

「人到了下午 3 點，難免會昏昏欲睡。喝點咖啡提神吧！」

我們被騙了，吃下不好的食物而損害身心健康，因此每天早上醒來時都無法精神飽滿。早上醒來昏昏沉沉的，似乎沒什麼大不了，但如果可以精神飽滿的話……那不是很棒

嗎?我會告訴各位讓你們充滿活力的訣竅。

科學家一直在研究食物如何影響人體,所以我們現在對這點比以前知道得更多。在過去五年,世界各地的實驗室都獲得了激勵人心的發現:他們揭露身體如何對食物產生**立即的**反應,並且證明雖然**吃什麼**很重要,但**如何吃**(譬如:按照什麼順序、如何組合搭配和分群分類)也很重要。

根據科學研究,在身體這個黑箱裡,有一個指標(metric)會影響所有的系統。只要了解這個指標並讓它的數值平穩,就可以大幅度改善我們的身心健康。這個指標就是**血糖(血液中的葡萄糖)含量**。

血糖是身體的主要能量來源。我們從食物中攝取大部分的葡萄糖,然後透過血液將葡萄糖輸送到細胞。血糖濃度在一天之內可能會大幅波動,只要濃度急劇增加(我稱之為血糖驟升〔glucose spike〕),我們的情緒、睡眠、體重、皮膚和免疫系統都會受到影響,罹患心臟病的風險也會上升,甚至於更不容易懷孕。

除非你有糖尿病,否則你很少會聽到別人談論血糖,但血糖其實影響了每一個人的健康。在過去的幾年,我們已經更容易獲得監測血糖分子的工具。前面說過,如今科學進

步，我們可以獲得比以往更多的數據，然後運用這些數據來深入了解自己的身體。

本書分為三個部分：
1. 什麼是葡萄糖。我們說血糖驟升時，指的是什麼？
2. 為什麼血糖驟升會傷害身體？
3. 如果想吃喜歡的食物，又要避免血糖驟升，這時該怎麼辦呢？

第一部分會解釋葡萄糖是什麼、來自哪裡，以及為什麼如此重要。相關的科學證據早已有了，但知道的人還是不多。無論你是否患有糖尿病，調節血糖都很重要：88% 的美國人可能長期處於血糖不穩定（即使根據醫學指南，這些人並沒有超重），但大多數人並不知道這點。血糖波動不穩，就很容易飆升。血糖處於峰值時，就會迅速進入身體，在大約一個小時以內（或更短的時間），血糖濃度會先飆升到超過 1.7 毫莫耳／升（mmol/L），然後以同樣的速度立即下降。血糖驟升是會傷害身體的。

第二部分討論血糖峰值會在短期內如何干擾身體（譬如：感到飢餓、產生食物飢渴、疲勞、更年期症狀惡化、偏

頭痛、睡眠品質不佳、難以控制的第一型糖尿病和妊娠性糖尿病、免疫系統減弱、認知功能惡化），以及這些症狀會如何長期影響我們。血糖不穩定會讓人衰老和導致慢性病，例如暗瘡、濕疹、牛皮癬、關節炎、白內障、阿茲海默症、癌症、憂鬱症、腸道問題、心臟病、不孕症、多囊性卵巢症候群、胰島素抗性、第二型糖尿病和脂肪肝。

如果你每天將自己體內每分鐘的血糖濃度標示出來，點和點之間的連線會有峰和谷，這張圖表就是你的血糖曲線（glucose curve）。當我們改變生活方式以避免血糖驟升時，目標就是讓血糖曲線平穩。血糖曲線越平穩越好。只要血糖維持穩定，就能減少體內的胰島素（身體為了轉化葡萄糖而釋放的激素），這麼做有益身體健康，因為過多的胰島素是導致胰島素抗性、第二型糖尿病和多囊性卵巢症候群的其中一項主因。只要血糖曲線平穩，體內的果糖曲線（fructose curve，含糖食物既有葡萄糖，也有果糖）自然就會平穩，而這也有益身體健康，因為過多的果糖會讓人變胖，以及更有可能得到心臟病和非酒精性脂肪肝病。

第三部分將告訴大家 10 種可以輕鬆融入生活的簡單飲食訣竅，讓你們的血糖曲線變得平穩。我大學就讀數學系，研究所時攻讀生物化學，受過專業訓練，能夠分析大量營

養科學方面的知識和數據，然後從中提取精華。此外，我還戴著連續血糖監測器（continuous glucose monitor，簡稱CGM）對自己進行了許多實驗，這個儀器會隨時顯示我體內的血糖水平。我的訣竅不會要求各位再也不能吃甜點、計算卡路里或每天要鍛練幾個小時。這些訣竅反而需要各位運用你們在第一部分和第二部分學到的生理學知識，真正去傾聽你的身體，藉此決定你該如何飲食。（我們通常要吃比平時**更多的**食物。）最後的章節會告訴各位，如何在不佩戴監測器的情況下避免血糖驟升。

這整本書會根據最先進的科學研究來解釋為什麼我的訣竅會有效果，同時分享實際運用這些訣竅的故事。我建立了網路社群「血糖女神」（Glucose Goddess）。在本書付印時，這個社群已經有超過 20 萬名成員。各位將會看到我從自己和「血糖女神」的實驗中獲得的寶貴數據。你也會讀到許多成員的見證，他們參照本書的建議，成功減重了、克制了食慾、變得更有精力、皮膚更潔淨了、擺脫了多囊性卵巢症候群症狀、逆轉了第二型糖尿病、不再感到內疚且自信滿滿。

各位讀完本書以後，應該能夠聆聽身體的訊息，知道下一步該怎麼做。你會知道該如何挑選更好的食物，不會再聽

信不實的廣告。你的身體會更健康，生活也會有所改善。

我不會欺騙大家，因為這一切都曾經發生在我的身上。

我為什麼會研究血糖

俗話說:「別把健康視為理所當然。」我以前就是這樣,不把健康當一回事,直到我 19 歲時,一個事故徹底改變了我的生活。

當時我和幾個朋友去夏威夷度假。某一天下午,我們去叢林探險,以為從瀑布上跳下來是個好主意。(警告:絕對不是這樣!)

我是第一次幹這種事情。朋友告訴我該怎麼做:「妳把腿伸直,腳就會先入水。」

「知道了!」我一說完,人就跳了下去。

我嚇壞了,一跳下懸崖邊就忘記該怎麼做。我沒有維持腳先入水的姿勢,而是屁股先入水。水的壓力在我的脊椎上產生衝擊波,就像倒下的骨牌一樣,我的每一塊脊椎骨都被壓縮了。

沙—沙—沙—沙—沙—沙—沙,衝擊波一直往上擠,衝到我的第二根胸椎骨,然後骨頭在壓力下裂成十四塊。

我的生活也支離破碎了。我後來把自己的人生分成兩個

部分：發生事故以前和發生事故以後。

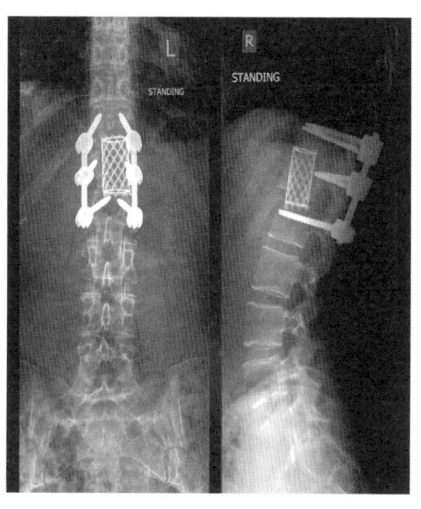

圖 0-1 ｜ 手術的結果。（我在機場安檢時不會因此觸發警報。沒錯，這些金屬永遠都不會拿掉。）

接下來的兩個禮拜，我躺在醫院的病床上，等著接受脊柱手術。我人醒著，躺在病床上，腦海不斷想像將要發生的事情，感到無法置信：醫生打算從我的身體側面、腰部和背部切開我的軀幹，切開的位置是在我骨折的胸椎骨。他要取出骨頭碎片以及周圍的兩個椎間盤，然後將三塊椎骨融合在一起，最後在我的脊椎上鑽入六根 7 公分長的金屬棒。醫生說要用電鑽。

我想到動手術要冒的風險就害怕：肺穿孔、癱瘓，甚至死亡。不過，我好像別無選擇。胸椎骨塊壓在我的脊髓膜上。只要我再受到任何衝擊（甚至在樓梯上摔倒）都可能導致這層膜破裂，讓我腰部以下癱瘓。我真的被嚇到了。我幻想著自己躺在手術台上，血不停流著，醫生們手術失敗，放棄了。我幻想自己就這樣結束生命，而這一切都是因為我害怕在半空中做出本應該很有趣的動作。

　　手術的日子慢慢接近，當那天終於到來時，我真的希望它沒有到來。手術要八個小時，麻醉師開始打麻藥讓我入睡，我當時在想，不知道她是否會是我這一生最後見到的人。我向上帝祈禱。我還不想死。如果我還能醒過來，我知道自己餘生都會充滿感激。

　　我醒了。那是半夜，恢復室裡只有我一個人。我發現自己還沒死，起先感到如釋重負，然後就感到疼痛。

　　更正一下，我感到**很痛**。新裝進身體的金屬零件就像鐵拳一樣，擠壓著我的脊椎。我試著坐起身來，打電話給護士。打了幾次電話以後，他終於出現了，臉色很難看，對我不屑一顧。我對於這樣重回世界感到非常沮喪。我哭了，我要找媽媽。

　　我的確充滿了感激之情。知道自己還活著而深深感激。

但我也很痛苦。我整個背部都在抽痛，每動一下，就覺得傷疤要爆裂開來，連續好幾天，我腿上的神經就像在燃燒，疼痛不已。醫生允許我每三個小時注射一次止痛藥。就像上了發條一樣，一名護士會準時走進我的房間，捏住我大腿的肥肉，然後給我打針，一來一往，雙腿交替注射藥劑。

我痛得很厲害，根本無法入睡，也吃不下東西，因為我打了類鴉片藥物以後一直感到噁心。我兩個禮拜就瘦了11.4公斤。我既幸運又愚蠢，難過自己發生了這種憾事，看到我所愛的人飽受煎熬而內疚，而且我也不知道該怎麼辦。

幾個月以後，我的身體開始痊癒了，但我的思想和靈魂仍然需要康復。我發現自己與現實脫節。當我看著我的雙手時，感覺不像是我的。當我照鏡子時，我嚇壞了。我感覺不對勁，但不知道哪裡出了問題。

別人看不出我哪裡不對勁。從外表看來，我又恢復了健康，所以我把苦水往肚子裡吞。每當有人問我過得怎麼樣時，我都會回答：「我很好，謝謝。」不過，如果要我說實話，我會說：「我覺得自己的身體不屬於我，我每一次照鏡子都會抓狂，而且我害怕得要死，怕我永遠無法好起來了。」我後來被診斷為罹患失自我感—失現實感障礙

（depersonalisation-derealization），這是一種精神疾患，患者無法與自己或周圍的現實建立聯繫。

當時我住在倫敦，我記得自己搭地鐵時，看著對面的乘客，心想他們之中有多少人就像我一樣，正遭逢人生困境，但是將痛苦藏在心底。我幻想車上會有個人知道我飽受痛苦，然後說他能理解我的痛苦，和我有過一樣的感受，並且最後找回了自我。當然，我只是這樣幻想而已。坐在1公尺以外的人根本不知道我在想什麼。連我都看不透自己的內心。我不知道他們在想什麼，也不知道他們是否也在受苦。

我非常清楚，很難知道自己身體內發生了什麼事情。即使我們可以表達自己的情緒，好比感激、痛苦、寬慰、悲傷等等，我們也必須知道我們為什麼會感受到這些情緒。當我們感覺不舒服時，我們從哪裡開始感受到的？

我記得我曾對我最好的朋友說：「什麼都不重要，學業、工作、金錢都無關緊要，健康最重要了。」這是我曾經感受到的最肯切想法。

就這樣，四年以後，我終於坐上前往舊金山以南63公里的火車，前往山景城（Mountain View）的一間辦公室。我決定要弄清楚如何與自己的身體溝通以後，覺得自己需要在

最先進的健康科技領域工作。2015年時，最先進的是遺傳學。

我在初創公司23andMe實習（這間公司之所以取這個名稱，是因為人類有23對攜帶遺傳密碼的染色體）。我最想去那裡工作。

我當時是這樣想的：我的DNA創造了我的身體。如果我能理解我的DNA，我就能理解我的身體。

我在公司擔任產品經理。我擁有兩個學位，並且熱衷於將複雜的問題簡單化。我善用了這些專長，負責向客戶解釋基因研究，並且請客戶回答問卷調查來鼓勵他們參與。我們以前所未有的方式收集數據：以數位方式，透過網路去同時收集數百萬人的數據。每位客戶都是公民科學家，協助我們更加了解DNA。我們的目標是要在個人化醫療（personalised medicine）領域進行創新，為每個人提供獨特的健康保健建議。那裡是最棒的地方，擁有最好的人才和最佳的數據，並且制定最好的目標。辦公室裡的氣氛非常活絡。

我和研究團隊中的科學家越來越親近，然後讀遍了他們發表的論文並開始提出問題。然而，讓我失望的是，我漸漸發現DNA並不像我想像的那樣具有可預測性。例如，你的基因會增加你罹患第二型糖尿病的風險，但無法根據它

們來確定你是否會得到這種疾病。檢視 DNA 只能讓你了解可能發生什麼。對於大多數的慢性疾病，包括偏頭痛和心臟病，其病因最終要歸咎於「生活方式的因素」（lifestyle factors），而不是遺傳因素。簡而言之，基因並不能決定你早上醒來時會有怎樣的感受。

2018 年，23andMe 推出了一項新計畫。它由健康研發（Health Research & Development）團隊所主導，該團隊負責提出最先進的創意。他們正在討論……連續血糖監測器（CGM）。

CGM 是戴在手臂背面的小型設備，用來追蹤於體內的血糖濃度。設計這種監測器是為了取代糖尿病患者數十年來一直使用的指尖採血法，這種方法每天只能測量幾次血糖濃度。使用連續血糖監測器，每隔幾分鐘就能測量一次血糖水平。監測器現在可以顯示整個血糖曲線並傳送到智慧型手機。糖尿病患者要根據血糖濃度來吃藥，有了連續血糖監測器，情況就大不相同了。

在 23andMe 啟動這個計畫以後不久，頂級運動員也開始佩戴 CGM，使用血糖測量結果來提升他們的運動成績和增強肌耐力。然後，一些研究使用這些設備的科學論文也陸續發表，指出沒有得糖尿病的人，體內的血糖水平也可能極

為不穩定。

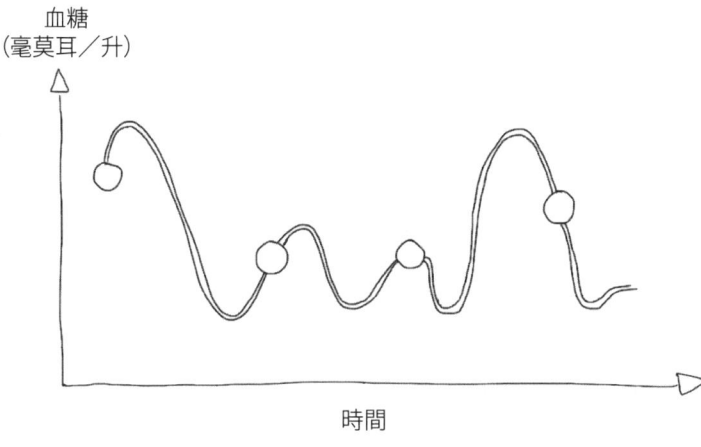

圖 0-2 ｜連續血糖監測器 CGM（線）可以捕捉傳統指尖採血（白色圓圈）遺漏的血糖曲線。

　　健康研發團隊當時宣布要進行一項新研究，探討非糖尿病患者對食物的反應，我立即要求參與這項計畫。我一直在尋找可以幫助我了解自己身體的東西。但我可沒想到接下來會發生什麼事。

　　一位護士來到我們的辦公室，為我們四個志願者裝上這個設備。我們在設置玻璃牆的會議室裡等她，然後捲起袖子配戴機器。護士用酒精棉花擦拭我的左上臂後部，然後將一個敷貼器貼緊我的皮膚。她告訴我會有一根針刺進我的皮

膚，然後將一根 3 公釐長的細小纖維（電極）紮入我的皮膚。然後針會抽出來，纖維則會留在原處，頂部會黏上一個傳送器。纖維會在皮膚底下待兩個星期。

一、二⋯⋯咔嚓！監測器已經打進皮膚裡面了，我幾乎沒有感到任何的疼痛。

監測器需要 60 分鐘才能啟動，啟動以後，我只要拿著手機，就可以隨時檢查我的血糖濃度。[2] 這些數字會透露我的身體對我吃（或不吃）的食物的反應，以及對我如何移動（或不移動）的反應。我收到來自體內的消息。嗯，身體，你好啊！

當我感覺很好時，我檢查了我的血糖濃度。當我感覺很不舒服時，我也檢查我的血糖濃度。當我鍛鍊身體、當我醒來時和當我睡覺時，我同樣檢查了我的血糖。我的身體透過 iPhone 螢幕上的線條起伏和我交談。

我進行了自己的實驗並把一切都記錄下來。我的實驗室就是我的廚房，我的測試對象是我自己。我假設食物和運動會透過我們可以定義的一組規則來影響血糖濃度。

我很快就發現奇怪的模式：星期一吃玉米片，血糖飆

---

[2] 嚴格來說，監測器不是在我的血液中，而是在細胞之間的液體中。這些都是密切相關的。

升。星期日吃玉米片，沒有飆升。喝啤酒，飆升。喝葡萄酒，沒有飆升。午餐後吃 M&M's 巧克力，沒有飆升。晚餐前吃 M&M's 巧克力，飆升。下午很疲累：午餐時血糖濃度一直很高。一整天精力充沛：血糖非常穩定。和朋友聚餐，共度美好的夜晚：整夜血糖就像坐雲霄飛車一樣，起起伏伏。工作壓力大：飆升。打坐：血糖平穩。休息時喝卡布奇諾咖啡：沒有飆升。累的時候喝卡布奇諾：飆升。吃麵包：飆升。麵包配奶油：沒有飆升。

當我將自己的精神狀態與血糖濃度聯繫起來時，事情就變得更有趣了。我的腦霧（我出事以後就有這種情況）經常與血糖驟升有關，我要是感到疲倦，一定跟血糖大幅下降有關。我要是想吃東西，血糖應該是坐雲霄飛車，連續快速上升和下降。當我醒來時感到昏昏沉沉時，我的血糖濃度整晚都很高。

我篩選了數據，重新進行了許多實驗，並根據已發表的研究來檢驗我的假設。為了讓身體感覺舒服，我顯然必須避免血糖大幅波動。這就是我所做的：我學會如何讓我的血糖平穩。

我不斷有新的發現，改善了我的健康，治好了我的腦霧，也抑制了想吃食物的慾望。當我醒來時，我感覺神清氣

爽。自從出事以來,我是第一次真正感到這麼舒服。

所以我開始告訴朋友這件事。「血糖女神」運動就是這樣開始的。

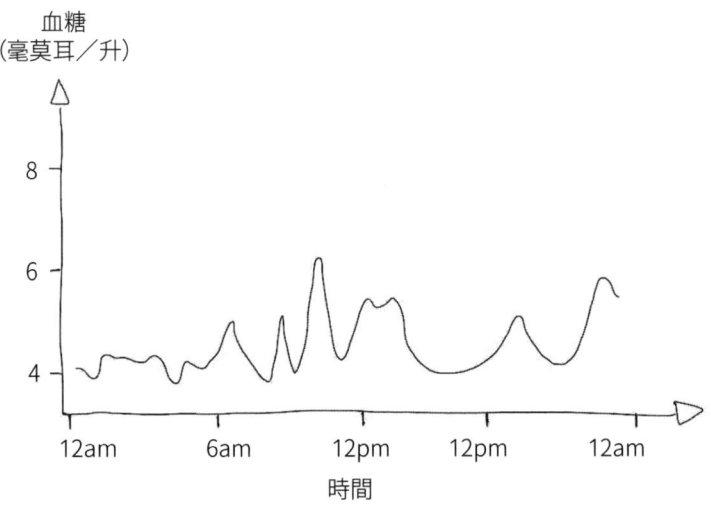

圖 0-3 ｜ 一天的血糖數據,直接來自連續血糖監測器。光看這張圖不清楚發生了什麼事。

起初我被別人瞪了不少白眼。我向朋友們展示了我的研究,建議他們也應該關心如何讓他們的血糖變平穩,結果那些朋友都默不作聲。

我顯然得找到一種能讓人聽進去的方式來分享我的研

究成果。我想過要用我自己的血糖數據來說明背後的科學原理。問題是，別人一開始就很難去理解箇中的道理。

為了能夠讓人理解它，我需要「放大」到一天裡頭的特定時間。然而，連續血糖監測器附帶的應用軟體沒有辦法這樣做，所以我用電腦寫了一個軟體，靠自己來做。

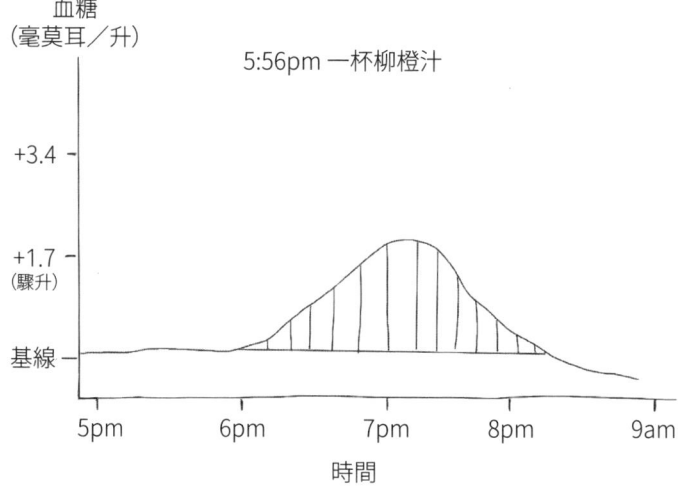

圖 0-4 ｜為了讓人看得更清楚，我把點描成了一條線，並且添加「驟升」的字眼。

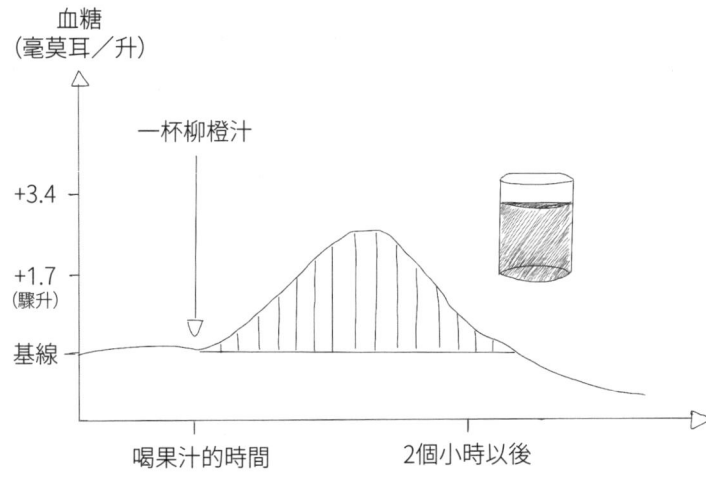

圖 0-5 ｜ 用我的自製軟體所完成的圖表。柳橙汁和其他的果汁都不含纖維，但含有大量糖分。喝果汁會導致血糖驟升。

我開始記錄我吃的所有東西。對於我日記中的每個條目，我都放大到四個小時的時段。例如，「下午 5 點 56 分：喝一杯柳橙汁」。我在喝果汁前一小時開始查看血糖測量值，三小時後才結束。如此一來，我就能輕易掌握我在喝果汁以前、喝果汁期間，以及喝果汁之後的血糖濃度。

然後，因為研究科學也應該講求時尚，所以我把軸畫得很簡單並在右邊添加了食物圖像，讓整張圖更吸引人。

我的朋友和家人都對這些圖表著迷。他們要我測試越來

越多的食物並分享結果。然後他們開始買了CGM，然後把他們的測量數據寄給我。我將這些數據彙整起來。事情接二連三，過了一段時間，我已經沒有時間來製作圖表，所以我開發了一個手機應用軟體來自動繪製圖表。我的朋友也開始使用這個軟體，然後朋友的朋友也是……它像野火一樣流行了起來。即使沒有CGM的朋友，當他們看到證據以後，也開始去改變飲食習慣。

然後，我在2018年4月申請了@glucosegoddess的IG帳號。這個社群逐漸發展，成員會回應我的實驗，也會告訴我他們的測試結果。

我對於這一切感到越來越吃驚，因為我發現幾乎所有的東西都和血糖有關。

第一部分

什麼是葡萄糖？

第一章
進入駕駛艙：血糖為什麼如此重要

在觀察我們的健康時，會覺得就像搭飛機時在回去座位的路上瞥一眼駕駛艙。我們會看到艙內充滿複雜的東西，譬如螢幕、儀表板、操縱桿、閃光燈、旋鈕、開關……左邊的按鈕、右邊的按鈕、天花板上的按鈕。（為什麼天花板會有按鈕呢？）我們移開視線，心中充滿感激，慶幸機師知道他們在做什麼。身為乘客的我們，只希望飛機不要掉下去。

說到我們的身體，我們就像無知的乘客，但我們也是飛行員。如果我們不知道自己的身體如何運作，我們就像在盲目飛行。

我們知道自己想要有什麼樣的感覺。我們希望面帶微笑醒來，想要精力充沛和充滿欣喜，迎接嶄新的一天。我們希望跳過人生的某些階段，不想要感到痛苦。我們想與所愛的人共度美好時光，也想要心懷感激和積極向上。然而，要辦到這點可能有點困難。按鈕這麼多，我們被搞得不知所措。這時該怎麼辦？要從哪裡開始呢？

我們應該從血糖著手。為什麼？因為它是駕駛艙中 CP 值最高的操縱桿。血糖是最容易了解的東西（多虧了連續血糖監測器），也會**立即**影響我們的感受（因為無論我們肚子餓不餓以及情緒會如何，都會受到血糖的影響）。只要我們能控制它，很多問題就會迎刃而解。

如果我們的血糖水平失衡，儀表板就會閃爍，警報就會響起。我們的體重會增加，荷爾蒙會失調；我們會感到疲倦，會想要吃糖；我們的皮膚會破裂，心臟會受損，並且會越來越有可能得到第二型糖尿病。如果把我們的身體比擬為一架飛機，病症就是飛機失控，上下顛簸、旋轉翻滾和偏離航道。出現這些意外狀況時，我們就得調整，免得飛機失事墜毀。為了回到理想的巡航模式，我們需要拉平體內的血糖曲線。

要如何拉動這根操縱桿呢？非常容易，只要靠我們吃的食物就能做到。

沒錯，本書是為你而寫的

最近的一項研究指出，只有 12% 的美國人的新陳代謝正常，這表示只有 12% 的美國人身體運作正常，其中包括血糖平穩。其他國家或地區的確切數字不太確定，但我們知

道全人類的新陳代謝和血糖濃度都在惡化當中。在你和你最親近的 10 個人之中,有 9 個人很可能都不知道自己的血糖不時會像坐雲霄飛車一樣,上下劇烈起伏。

你不妨問問自己下面列出的這些問題,看看體內的血糖是否失調:

- 醫生是否要你減重?
- 你是否想要減重,但就是做不到?
- 如果你是男性,腰圍(或褲子尺寸)是否超過 102 公分?如果妳是女性,腰圍是否超過 89 公分?(腰圍比身體質量指數〔body mass index,簡稱 BMI〕更能預測你是否有潛在的疾病。)
- 你白天的時候會非常飢餓嗎?
- 你飢餓時會煩躁或生氣(也有人稱之為餓怒)嗎?
- 你每隔幾個小時就要吃東西嗎?
- 如果你晚一點用餐,是否會渾身顫抖或頭暈目眩?
- 你嗜吃甜食嗎?
- 你是否在上午或下午時會感到疲倦,或者你一整天都很疲倦?
- 你是否需要喝咖啡才能一整天都精力充沛?

- 你是否夜晚會難以入睡,或者會因為心悸而醒來?
- 你是否曾經因為出汗或噁心而突然體力不支?
- 你是否有粉刺、皮膚發炎或其他的皮膚病?
- 你是否曾經有過焦慮、憂鬱或情緒障礙?
- 你曾經有過腦霧嗎?
- 你是否情緒起伏不定?
- 你是否經常感冒?
- 你有胃酸逆流或胃炎嗎?
- 你是否有荷爾蒙失調、月經不來、經前症候群（PMS）、不孕症或多囊性卵巢症候群?
- 是否有人說過你的血糖濃度升高了?
- 你是否有胰島素抗性?
- 你是否有糖尿病前期症狀或第二型糖尿病?
- 你是否有非酒精性脂肪肝病?
- 你是否有心臟病?
- 你是否難以控制妊娠性糖尿病?
- 你是否難以控制第一型糖尿病?

最重要的是:你認為自己有可能比現在感覺更好嗎?如果你這樣認為,請繼續讀下去。

本書要傳達和不傳達什麼

在你讀下去以前,要先知道你**無法**從本書得到哪些結論。容我先解釋一下。

我十幾歲的時候就開始吃純素,但我吃東西時很隨便,因為我會吃(純素的)Oreo餅乾和義大利麵,而不會去煮營養豐富的燉鷹嘴豆以及吃大量的烤豆腐和蒸毛豆。我吃的食物都很糟糕,把東西吃進肚子以後,血糖就會飆升,所以我會長粉刺,而且經常感到疲倦。

我剛成年時又去遵循生酮飲食,但吃了很糟糕的食物。我希望減肥,體重卻不降反增,因為我為了不吃碳水化合物,就一直只吃起司,結果荷爾蒙系統承受了太大的壓力,我的月經就停了。

我學得越多,就越知道極端飲食(extreme diet)沒有任何好處,因為遵循的人很容易拘泥於飲食規定(有非常不健康的純素食物,也有非常不健康的生酮食物)。所謂良好的「飲食」,就是讓血糖、果糖和胰島素曲線平穩的飲食方式。素食者和遵循生酮飲食者在飲食得當的時候,也是達成這種效果。只要飲食良好,能夠幫你逆轉疾病或減掉多餘的

體重，就是達到了同樣的成效。我們應該去找出可持續的生活方式，而非著眼於飲食。我們可以吃任何東西，包括糖在內，只要不過量即可。我知道血糖的運作原理以後，就比以前更加了解這一點。

說到適度，我想指出三件重要的事情。各位讀本書時請牢記在心。

首先，**血糖值不是一切**。有些食物對健康有害，卻能讓血糖保持穩定。例如，加工油品和反式脂肪會傷害人體器官，讓器官老化和發炎，但它們卻不會導致血糖飆升。酒精也是如此，它不會讓血糖飆升，卻對人體沒有好處。

除了血糖，還有其他因素會決定我們身體是否健康，包括：睡眠、壓力、運動、情感交流、醫療保健等等。除了血糖，我們還要注意脂肪、果糖和胰島素。本書後頭會介紹這些東西。然而，很難去持續監測果糖和胰島素的水平。血糖濃度是我們唯一可以躺在沙發上就能追蹤的指標。告訴各位一個好消息，只要讓血糖曲線平穩，就能同時讓果糖和胰島素曲線平穩，因為果糖只與食物中的葡萄糖一起存在，而且胰臟會根據血糖濃度去釋放胰島素。當科學研究提出胰島素的數據時（胰島素通常會在臨床環境中被連續監測），我也

會講述我的訣竅會如何影響胰島素。

其次，**情境是關鍵**。我媽在超市猶豫要不要買東西時，經常會傳照片給我，然後打字問我：「這個食物好不好？」我總是回答：「這得看情況。如果妳不吃這個，會吃什麼呢？」我們不能憑空說某種食物是好是壞，一切都是相對的。高纖義大利麵和普通義大利麵比較，就是「好的」，但它和蔬菜相比，就是「不好的」。燕麥餅乾和杏仁相比，就是「不好的」，但它和一罐可口可樂相比，就是「好的」。各位可以了解我的想法了吧！不能單看某一種食物的血糖曲線來判定它是好或壞，必須拿替代食物和它進行比較。

最後，我都是**根據證據來提出建議**。本書的每張血糖圖都是說明我參照和引用的科學研究成果。我不會從某個人或我本人的血糖實驗來得出一般性的結論。首先，我會進行研究：如果我發現科學研究指出某種習慣會讓血糖曲線變平穩，譬如某篇論文指出，飯後適度運動 10 分鐘就能降低那一餐的血糖峰值，這些研究的實驗是在一大群人身上進行的，科學家從中得出一個普遍的結論，而從統計學的角度，這項結論是正確的。我想做的就是**用圖表展示他們的研究成果**。因此，我會選擇一種單獨食用時會讓血糖驟升的常見食物，好比一袋洋芋片。我會在某天早上吃一袋洋芋片，然後

測量體內的血糖濃度,隔天早晨做同樣的事情,但吃完洋芋片以後會散步 10 分鐘。如同論文所指出的那樣,第二天的血糖尖峰較低。我就是這樣向人們展示研究內容,說明飯後散步可以降低血糖峰值。然而,有時候不是我親自來證明,而是「血糖女神」社群的某個成員現身說法,提供測試結果。

如果你的身體是一架飛機,而你既是機師,又是乘客,請將這三項警告當作你的安全課程。既然各位知道要使身體恢復巡航高度,首先要讓血糖曲線變平穩,那就請你們繫好安全帶:大家展開這趟旅程以前,應該先了解葡萄糖的來源。

第二章
為各位介紹傑利：植物如何製造葡萄糖

　　我們還不清楚植物的貢獻。老實說，植物很少會宣傳它們的功績。（它們不會說話。）然而，如果擺在你桌上的仙人掌會說話，它的祖先會讓你印象深刻：遠古的植物發明了地球上最重要的生物過程，也就是光合作用。

　　數百萬年以前，地球一片荒蕪，只有海洋和泥土，僅有的生物是海洋中的細菌和不停蠕動的蠕蟲；那時沒有樹木，沒有鳴叫的鳥兒，當然也沒有哺乳類動物或人類。

　　在這顆藍色星球的某個角落，也許是現今南非的某個地方，發生了一件神奇的事情。經過數百萬年的不斷地嘗試錯誤，一株小小的新芽破土而出，張開了一片葉子，揭開了生命的嶄新篇章。

　　這真是一項創舉。那株新芽是怎麼來的？人們以前誤以為植物是「吃土的」：它們是用泥土來構成的。在1640年代，一位名叫揚・巴普蒂斯塔・范・海爾蒙特（Jan Baptist van Helmont）的法蘭德斯（Flemish）科學家開始研究這是

否屬實。他進行了一項為期五年的測試,稱為「柳樹實驗」（Willow Experiment）。我們從這項實驗學到了兩件事:一是范‧海爾蒙特很有耐心;二是植物不是泥土構成的。

範‧海爾蒙特在一個裝滿 90.7 公斤土壤的大花盆裡種了一棵 2.3 公斤重的小柳樹。他為柳樹澆水,看著它成長,就這樣過了 5 年。然後,小樹長高了,他把樹從花盆裡挖出來,再次給它稱重,發現樹有 76.7 公斤,比開始時重了約 74.4 公斤。然而,最重要的是,花盆的土壤重量幾乎沒有改變,所以樹多出來的重量必定來自其他地方。

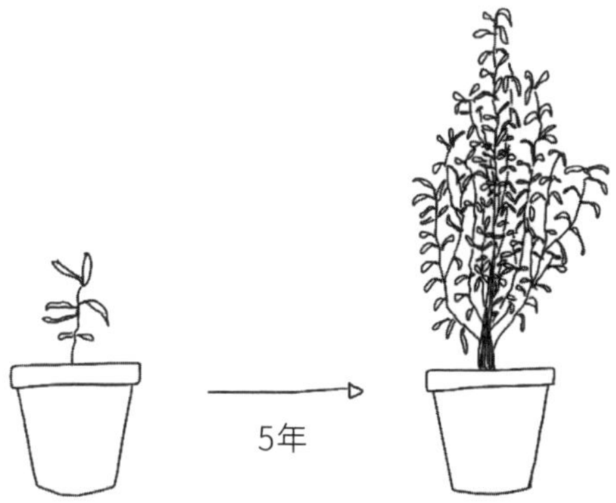

圖 2-1 ｜「柳樹實驗」證明植物不是由泥土構成的。

如果植物不是來自土壤,它們是如何製造自己的?讓我

們回頭看看那株剛看到曙光的新芽。讓我們稱它為傑利吧！傑利率先提出了非常棒的解決方法：它不靠土壤，卻能將空氣轉化為物質。傑利利用太陽的能量，將二氧化碳（來自空氣）和水（來自土壤，但不是土壤本身）結合在一起，製造了一種前所未見的物質，然後用它來長出枝葉根莖。這種物質就是我們現在所說的葡萄糖。沒有葡萄糖，就沒有植物，也就沒有生命。

在「柳樹實驗」之後的數百年裡，研究人員前仆後繼，試圖利用蠟燭、真空密封罐和許多不同種類的藻類的實驗去了解植物如何運作。

最終破解其中原理的是三位美國科學家，分別是梅爾文・卡爾文（Melvin Calvin）、安德魯・本森（Andrew Benson）和詹姆斯・巴薩姆（James Bassham）。由於這項發現，卡爾文獲頒 1961 年的諾貝爾化學獎。這項過程被稱為「卡爾文循環」（Calvin Cycle），這個名字並不吸引人，我們通常把它稱為光合作用，也就是利用太陽能將二氧化碳和水轉化為葡萄糖的過程。

我有一點羨慕植物。它們不必去雜貨店買東西，自己就能創造食物。這就好比坐在陽光底下，從空氣中吸入分子，然後在胃裡製作濃稠的扁豆湯，不必去尋找扁豆、烹煮豆子

或把它吞下肚。

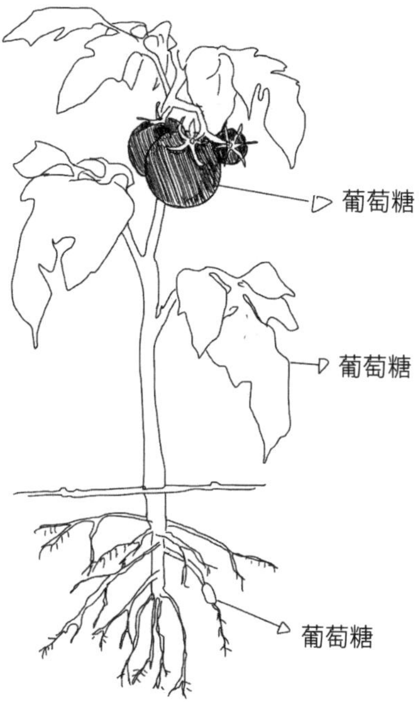

圖 2-2 ｜植物透過光合作用將明媚的下午陽光轉化為葡萄糖，並將葡萄糖組裝成各種形式之後去生長。我們看到了它長了根、葉和果實。

　　植物一旦創造出葡萄糖以後，就會分解葡萄糖去把它當作能量，或者保持完整的葡萄糖，當作構建身體的基礎單位。而且你做夢也想不到更好的基礎單位。它非常微小和靈

活,你可以將 50 萬個分子放入這句話末尾的句號裡頭。葡萄糖可以用來製作堅硬的樹幹、柔韌的葉子、細長的根部或多汁的果實。就像可以由完全相同的原子(碳)製成鑽石或鉛筆芯一樣,植物可以利用葡萄糖去製造許多不同的東西。

結實的澱粉

植物可以用葡萄糖製造許多東西,其中之一就是澱粉。

活的植物隨時都得消耗能量。然而,當外頭沒有陽光時,無論是天空多雲或日落天黑,植物就無法進行光合作用,也就無法製造生存所需的葡萄糖。為了解決這個問題,植物會在白天多製造點葡萄糖,然後將其儲存起來以備日後使用。

問題是,儲存葡萄糖並不容易。葡萄糖的自然傾向是會溶入到周圍的物質裡,這就像孩子們玩耍時,一跑到操場,馬上就會一哄而散。孩子會往四面八方跑,根本無法控制,也不可能知道他們會往哪裡跑。然而,等到要再上課時,他們的老師可能會圍捕他們,讓(大部分的)孩子安靜坐在課桌後面。植物也有辦法去收集葡萄糖。它們會招募稱為酵素的微小幫手(你可以稱它為老師的助手),酵素會抓住葡萄

糖分子，將它們連接起來：左手接右手，左手接右手，一連接上幾百次、甚至上千次，結果組成後的長鏈葡萄糖就不會再亂衝亂撞。

這種形式的葡萄糖稱為澱粉。植物可以儲存少量的澱粉，主要是儲存在根部。

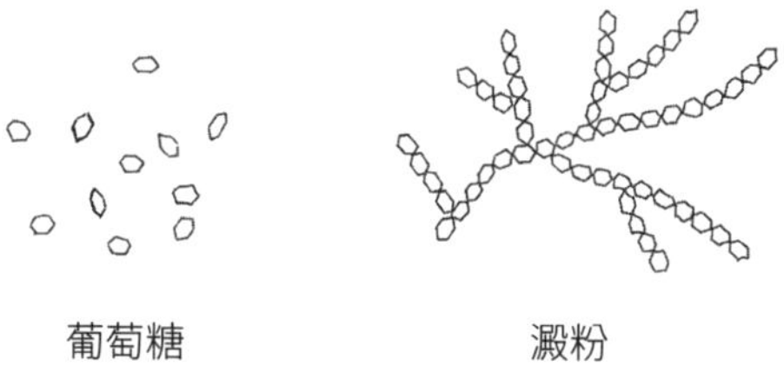

葡萄糖　　　　　澱粉

圖 2-3｜植物將葡萄糖組成稱為澱粉的長鏈以便儲存。

甜菜、馬鈴薯、胡蘿蔔、根芹菜、歐防風、大頭菜、山藥都是根莖類蔬菜，都含有澱粉。種子也含有澱粉，澱粉提供種子必要的能量，幫助它們長成植物。米飯、燕麥片、玉米、小麥、大麥、豆類、豌豆、扁豆、大豆和鷹嘴豆都是種子，所以也含有澱粉。

澱粉很結實，starch 這個英文字源自於代表「stiff」（僵硬的）或「rigid」（硬性的）的日耳曼語單字，但這不代表它沒有彈性。可以使用合適的工具拆解澱粉。植物需要葡萄

糖時，就會使用一種叫做 α 澱粉酶的酵素，這種酵素會直達根部，然後打破澱粉鏈，釋放一些葡萄糖分子。啪的一聲，葡萄糖就被釋放出來，準備用為能量或構建的基礎單位。

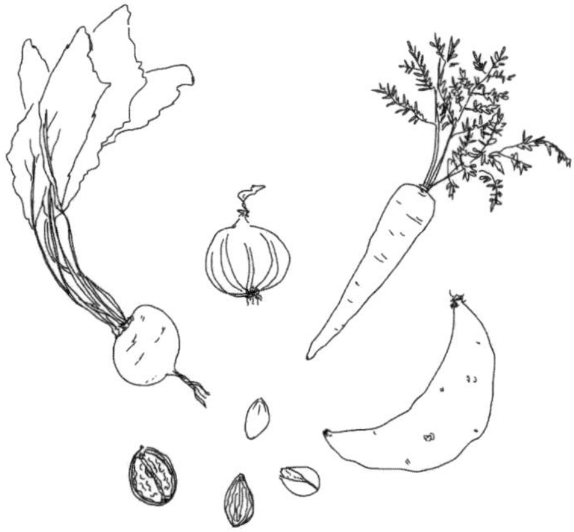

圖 2-4 ｜根莖類蔬菜和種子富含澱粉。

強力的纖維

我們可以調動另一種酵素（酵素有很多種）來執行不同的任務。這種酵素不是將葡萄糖分子手拉手連接起來去製造澱粉，而是將葡萄糖分子手連腳，產生的長鏈稱為纖維。這種物質與房屋磚塊之間的灌漿一樣重要。它可以讓植物長高

而不會斷裂倒下。纖維最常見於樹幹、樹枝、花朵和葉子，但根部和果實裡頭也含有纖維。

　　人類以前就知道了纖維的用途：從埃及人製造紙莎草紙開始，人們就會去採收纖維，把它加工以後製成紙張。如今是從樹幹提取纖維，將其聚合以後變成紙張。如果你在讀本書的實體書，你閱讀的就是一本將文字印刷在葡萄糖上去討論葡萄糖的書籍。

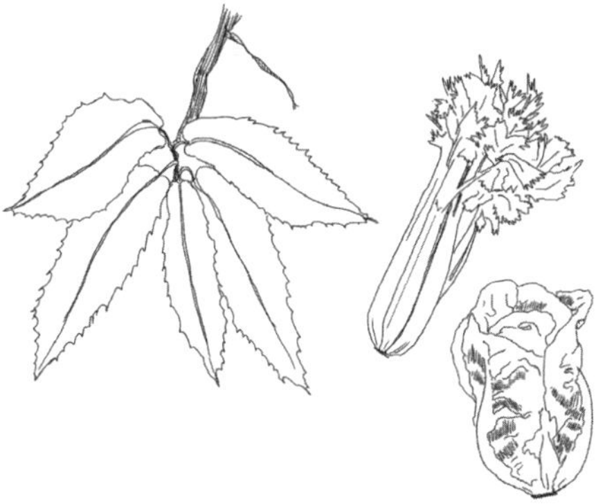

圖 2-5 ｜樹幹、樹枝和樹葉含有最多的纖維。

甜蜜的水果

如果你去舔葡萄糖,嚐起來會很甜。但是植物也會將某些葡萄糖轉化為甜度是其 2.3 倍的分子,稱為果糖。

植物將果糖濃縮到掛在樹枝上的水果,譬如:蘋果、櫻桃、奇異果等等。果糖的作用是讓動物無法抗拒水果的味道。為什麼植物想讓果實令人無法抗拒呢?因為它們把種子藏在裡面。這是植物繁殖的關鍵:植物希望動物吃掉它們的果實,然後把沒消化掉的種子排出體外。種子就是這樣才能傳播到遠方,讓植物得以存續下去。

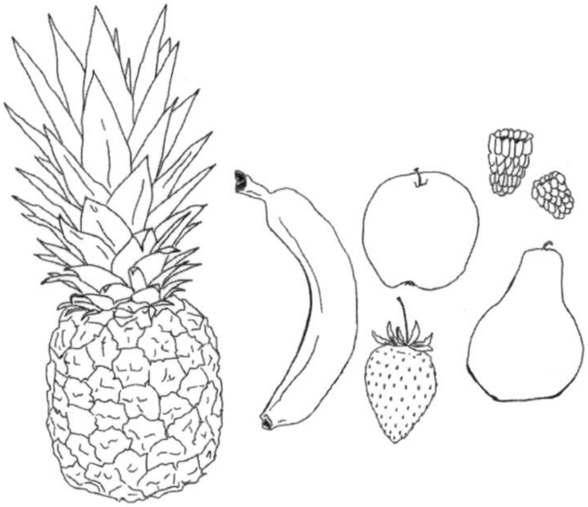

圖 2-6 ｜水果富含果糖。

多數植物的果糖都是以這種方式運用，但某些果糖會在另一種酵素的幫助下，在某一段時間內與葡萄糖結合，最終產生一種叫做蔗糖的分子。蔗糖的存在是為了幫助植物進一步壓縮能量（蔗糖分子略小於葡萄糖和果糖分子，讓植物可以在更狹小的空間儲存更多的能量）。對於植物來說，蔗糖是一種巧妙的臨時儲存方法，但對於人類來說，它卻有著重大的意義。我們每天都會用到它，但名稱不同：食用砂糖。

　　多虧了光合作用，澱粉、纖維、果糖和蔗糖（葡萄糖的各種形式）才得以存在。而這多虧了傑利巧妙的解決方法，為地球後續的生物存活鋪平了道路。

第三章
家族事務：葡萄糖如何進入血液

植物發明的葡萄糖燃燒系統對所有生物（從恐龍到海豚，再到老鼠）都至關重要。在第一株植物出現 4.49 億年以後，人類出現了，當然也會燃燒葡萄糖。

跟所有的動植物細胞一樣，人體細胞需要能量來維持生命，而葡萄糖是首要的能量來源。我們身體的每個細胞都會根據它的特定功能，把葡萄糖轉化為能量來運用。心臟細胞用它來收縮，腦細胞靠它去激發神經元，耳細胞用它來聆聽聲響，眼細胞用它來看東西，胃細胞用它來消化食物，皮膚細胞用它來修復傷口，紅血球細胞用它將氧氣輸送到腳部，讓人可以整夜跳舞。

人體每一秒鐘會燃燒 80 億個葡萄糖分子。打個比方來看，如果每個葡萄糖分子都是一粒沙子，你每十分鐘就會燒掉地球所有海灘上的每一粒沙子。

我們可以這麼說：人體需要大量的燃料。

只是有一個小問題：人不是植物。就算我們有心，也無

法靠著空氣和陽光去製造葡萄糖（我試過躺在海灘上進行光合作用，但什麼也做不出來）。

如果我們要獲取所需的葡萄糖，最常見的方式（但不是唯一的方法）是把它吃下肚。

◆ 澱粉

我 11 歲的時候曾在生物課上做過一個實驗，至今仍然讓我記憶猶新。我和同學在第二節課坐著，每個人都拿到了一片白吐司。我和同學非常困惑，不停四處張望，這時老師告訴我們接下來該怎麼做：我們要把整片吐司放進嘴裡，整整咀嚼一分鐘，但要忍住衝動，不可以把吐司吞下肚。這種要求很奇怪，卻比平時的課堂活動更有趣，所以我們就照辦了。

大約咀嚼 30 次以後，神奇的事情發生了：吐司的味道開始發生變化，嚐起來竟然有甜味了！

我們嘴裡的澱粉逐漸變成了葡萄糖。

一片麵包大部分是麵粉製成的。麵粉是將麥仁磨碎後製成的，而大家都知道，麥仁充滿了澱粉。任何由麵粉製成的食物都含有澱粉。餡餅皮（派皮）、餅乾、糕點、麵條都是由麵粉製成，所以都充滿了澱粉。我們吃東西時，會將澱粉

分解成葡萄糖，使用的酵素跟植物用來完成這項工作的酵素相同，就是 α 澱粉酶。

澱粉會在我們體內很快地轉化為葡萄糖。一般來說，這個過程主要發生在腸道而不會被注意到。α 澱粉酶切斷鍵結，釋放出葡萄糖分子。它們又會出現，再度四處跑來跑去。

執行這項重要工作的酵素也存在於唾液。我們咀嚼澱粉夠久，就給了酵素分解澱粉所需的時間。這個過程從我們的嘴巴開始，而且我們可以品嚐到味道，所以能夠真切去感受這個實驗。

◆ 水果

水果從一開始就嚐起來很甜。這是因為它已經含有斷鏈的葡萄糖分子，味道很甜，還有果糖，味道更甜。另一種葡萄糖和果糖的組合形式就是蔗糖，它比葡萄糖甜，但還比不上果糖。

水果的葡萄糖可以隨時使用，不需要打斷任何鍵結。然而，蔗糖的確需要被分解，有一種酵素可以將它分解成葡萄糖和果糖分子，而且這不需要很久，一奈秒就可以完成。

果糖有點複雜。我們把它吃進肚子以後，其中一部分的果糖會在小腸轉化為葡萄糖，其餘部分則保持果糖的形式。

這兩者都會滲透到腸道內壁，然後進入血液。本書後面會解釋接下來會發生什麼，但現在你只要記住，葡萄糖是身體各種系統的燃料，但果糖不是。現代人吃了很多不必要的果糖，因為我們比以前吃了更多的蔗糖（再說一次，蔗糖一半是葡萄糖，一半是果糖）。

纖維呢？嗯，它很特殊。

◆ 纖維

酵素可以打斷澱粉和蔗糖的鍵結，但沒有任何酵素可以破壞纖維的鍵結。纖維不會變回葡萄糖。所以我們吃下纖維以後，它仍然不會改變，會一直從我們的胃下到小腸和大腸。這是一件好事。纖維不會變回葡萄糖，因此不能為細胞提供能量，但纖維是我們飲食的重要成分，功能有很多，好比幫助消化、讓排便順暢、保持體內微生物群系（microbiome）的健康等等，可以發揮非常重要的作用。

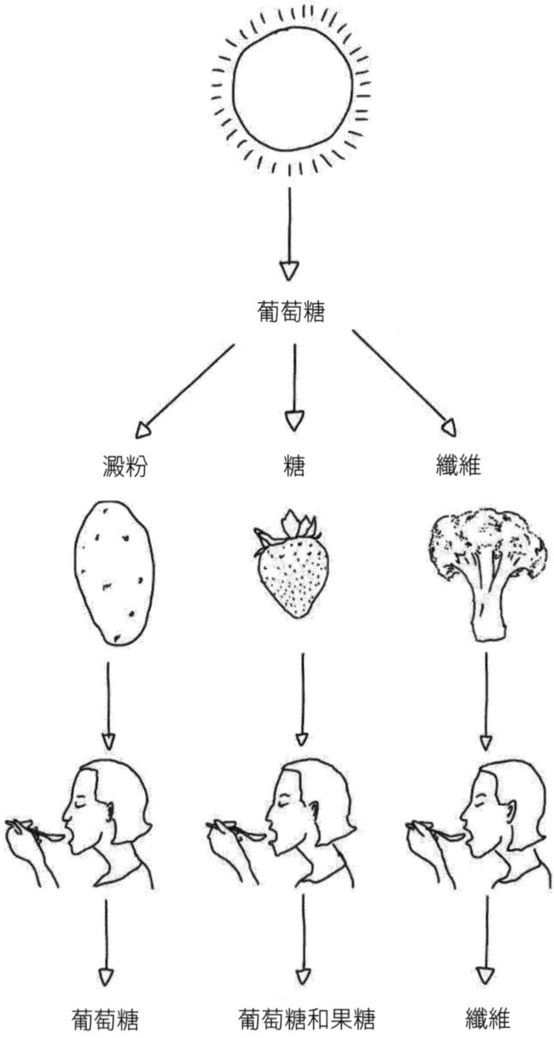

澱粉　　　糖　　　纖維

葡萄糖　葡萄糖和果糖　纖維

圖 3-1 ｜ 我們吃下植物以後，它會被我們消化，然後變回葡萄糖（以及果糖），但纖維除外，它會直接通過我們人體。

一個母親，四個兄弟姐妹

澱粉、纖維、果糖和蔗糖就像四個性格不同的兄弟姐妹。這些成分彼此相關，因為它們有相同的母親，也就是葡萄糖——無論它們爭論了多久，說誰借了誰的衣服。

最好給它們安一個姓氏。

1969 年，一群科學家撰寫了一份長達 20 頁的論文，標題為〈碳水化合物命名暫行規則，第一部分，1969 年〉（*Tentative Rules for Carbohydrate Nomenclature, Part I, 1969*），然後向科學界發表。

在那篇論文發表以後，人們便認定這個家族的名稱是「碳水化合物」（carbohydrate）。為什麼叫碳水化合物呢？因為它指的是由碳（carbo）和水（hydrate）結合而成的東西，這就是光合作用時所發生的事情。你可能聽說過 carbohydrate 的流行英文暱稱，也就是 carbs。

碳水化合物＝澱粉＋纖維＋糖（葡萄糖、果糖和蔗糖）。

你會發現，在碳水化合物家族中，科學家決定為最小的分子劃分出一個亞組，其中包含：葡萄糖、果糖和蔗糖。

這個亞組稱為糖。

科學術語的糖與我們常見的砂糖不同，但是糖組確實包

括構成砂糖的分子，也就是蔗糖。這是它的科學名稱。

碳水化合物家族的成員以不同的比例存在於植物中。例如，青花菜含有大量的纖維和少許澱粉，馬鈴薯含有大量的澱粉和少許纖維，而桃子主要含有糖和少許纖維（各位有沒有發現，每種植物多少都會含有一些纖維）。

然而，有點令人困惑的是，當人們談論營養時，一提到澱粉和糖，就會說它們是「碳水化合物」。它們不含纖維，因為纖維不會被人體吸收到血液之中。你可能會聽到有人說「花椰菜的碳水化合物很少，但纖維含量很高」。如果要根據科學術語，正確的說法應該是「花椰菜含有大量的碳水化合物，但其中大部分是纖維。」

本書會按照慣例，因為這很可能是你會從旁人聽到的說法。我說「碳水化合物」時，指的是澱粉類食物（馬鈴薯、義大利麵、米飯和麵包等等）和糖類（水果、派和蛋糕等等），而不是蔬菜，因為蔬菜含有大量的纖維，但澱粉卻很少。當我提到「糖」時，指的是砂糖，這是一般人的講法。（話雖如此，我還是希望各位學習科學知識！）

如果我們的飲食沒有包含葡萄糖怎麼辦？

葡萄糖對生命非常重要，所以你可能想知道肉食動物是如何活下去的。有許多動物不吃植物（舉個例子：海豚以魚、烏賊和水母為主食），有些人類在沒有水果或蔬菜的地區（例如在寒冷的俄羅斯平原）存活且演化，他們也幾乎不吃植物。

葡萄糖對人體細胞非常重要，如果我們沒有吃葡萄糖，身體就會從體內製造它。我們無法透過光合作用，靠著空氣、水和陽光去製造葡萄糖，但我們可以從吃下肚的食物（脂肪或蛋白質）中製造葡萄糖。肝臟藉由稱為糖質新生（gluconeogenesis）的過程來執行這個過程。

此外，我們的身體會進一步適應環境：當葡萄糖缺乏時，體內的許多細胞可以在必要時改而使用脂肪作為燃料。這就稱為代謝靈活度。（唯一只能使用葡萄糖的細胞是紅血球。）

某些飲食法，譬如阿特金斯飲食法（Atkins）[3]和生酮飲食（keto）[4]，會刻意限制碳水化合物的攝入，讓人體的血糖

---

3 譯註：多吃含蛋白質食品以及減少攝取碳水化合物來減肥的方法。
4 譯註：Ketogenic Diet，簡稱Keto Diet。高脂肪、適量蛋白質和低醣（碳水化合物）的飲食習慣。

濃度極低，進而讓身體燃燒脂肪作為燃料。這就稱為營養性酮症（nutritional ketosis），是運用人體的代謝靈活度來代謝脂肪的做法。

從生物學角度來看，碳水化合物不是必需的（我們不需要吃糖來生存），但它們是可快速攝取的能量來源，也可以讓飲食美味，而且人類吃碳水化合物的歷史已有數百萬年了。科學家知道，史前人類的飲食包括動物和植物：人類找得到植物時，就會吃它們。在遠古時期，哪裡有植物，人類就會居住在那裡。人會去適應周圍獨特的食物。我們如今的飲食似乎與大自然為人類規劃的食物完全不同。

第四章
尋求快樂：
為什麼我們會比以前吃更多的葡萄糖

大自然希望我們以特定的方式食用葡萄糖，也就是從植物中攝取。有澱粉或糖的地方就有纖維。這很重要，因為**纖維能夠減緩人體吸收葡萄糖的速度**。本書的第三部分將告訴大家如何利用這點來幫助各位。

然而當今絕大多數超市的貨架都擺滿了含有澱粉和糖的食品，從白麵包到冰淇淋、糖果、果汁和加糖優格，根本看不到纖維。這樣做是有原因的：將食品加工的過程中通常會去除纖維，因為若要長時間保存食物，纖維會衍生問題。

讓我解釋一下，不過講這個例子時會傷害到草莓。好吧，先把新鮮草莓放入冰箱，讓它冷凍一晚。第二天早上，把草莓拿出來，放在盤子上解凍。如果你把它拿來吃的時候，會覺得它變成糊狀了。為什麼？因為在冷凍和解凍的過程中，纖維被分解成更小的碎片。纖維仍然存在（還是有益於健康），但質地改變了。

圖 4-1 ｜ 左邊是新鮮草莓；右邊是冷凍一夜以後再解凍的草莓。

　　加工食品通常會除去纖維，以便讓食品可以冷凍、解凍並在貨架上存放多年而不會改變質地。以白麵粉為例：麥粒的胚芽和麥麩（皮殼）含有纖維，在碾磨過程中會被除去。

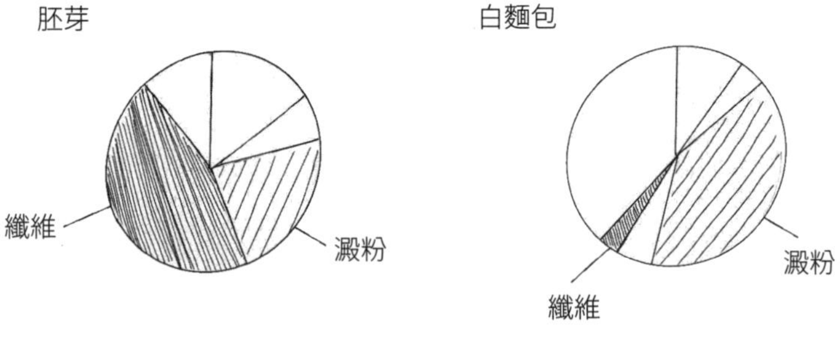

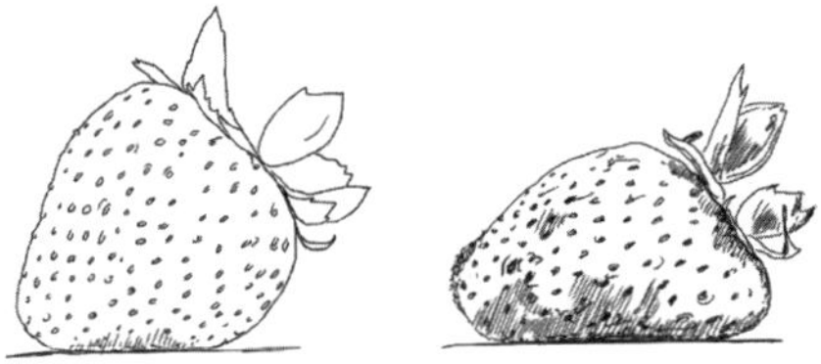

圖 4-2 ｜ 植物的澱粉部分被加工成超市商品時，纖維會被除去。富含纖維的種子和根部會被製成含有澱粉的麵包或脆片（通常還會加糖）。

　　為了將食品轉變成超市商品，廠商還會對食物進行其他處理：增加食品的甜度。食品加工的基礎就是先除去纖維，

然後濃縮澱粉和糖分。

人類一旦發現好的東西，往往會把它發揮到極致。我們聞到新鮮玫瑰的氣味時會感到身心舒暢，因此香水行業便將數千噸玫瑰花瓣蒸餾並濃縮成精油，將精油裝瓶，向各地販售，讓民眾隨時隨地可以購買。同理，食品行業希望提煉和濃縮最受人們歡迎的自然味道：甜味。

你可能會想：為什麼人們這麼喜歡甜味？因為在石器時代，食物有甜味，就表示它很安全（沒有既甜又毒的食物），而且充滿能量。

在遠古不易找到食物的時代，必須搶在別人之前吃完所有的水果，所以人在進化的過程中，只要嚐到甜食，就會感到愉悅。

當我們吃到甜食時，一種叫做多巴胺（dopamine）的化學物質就會湧入我們的大腦。我們做愛、玩電動遊戲、滑動螢幕瀏覽社交媒體時就會釋放多巴胺，而我們喝酒、抽菸或吸毒時，身體也會釋放這種物質。我們永遠都無法滿足，多巴胺越多越好。

有人在 2016 年做過一項研究，給老鼠一個控制桿，讓老鼠用這個槓桿去刺激牠們的多巴胺神經元（能夠

辦到這點，必須歸功於一種特殊的光學感測器〔optical sensor〕）。

這些研究人員發現了一種奇怪的行為：如果他們不管老鼠，讓牠們自行其是，老鼠就會不斷按控制桿，一次又一次刺激牠們的多巴胺神經元。這些老鼠不會進食和飲水，研究人員最後不得不結束實驗，否則牠們就會死掉。

老鼠沉迷於多巴胺，忘了自己的基本需求。換句話說，包括人類在內的動物真的很喜歡多巴胺，而吃甜食就是獲得這種物質最簡單的方法。

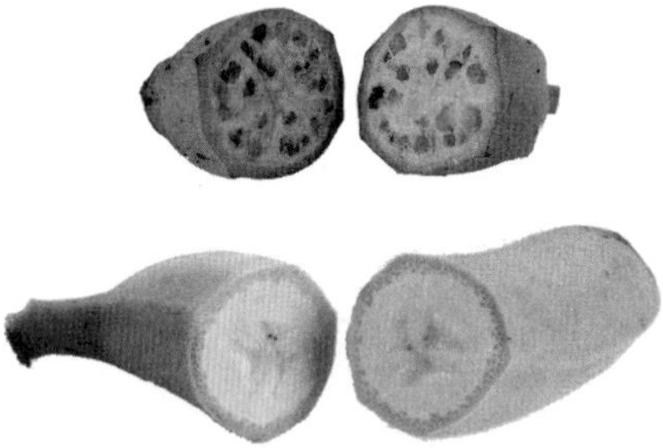

圖 4-3｜人類先祖的香蕉（上圖）。正如大自然所期望的那樣：富含纖維，只有少量的糖分。21 世紀的香蕉（下圖），它是經過多代育種，減少纖維和增加糖分的成果。

植物一直將葡萄糖、果糖和蔗糖濃縮到果實裡，但幾千年以前，人類就已經在做同樣的事情：我們的先祖開始培育植物，讓植物產出的果實嚐起來更甜。

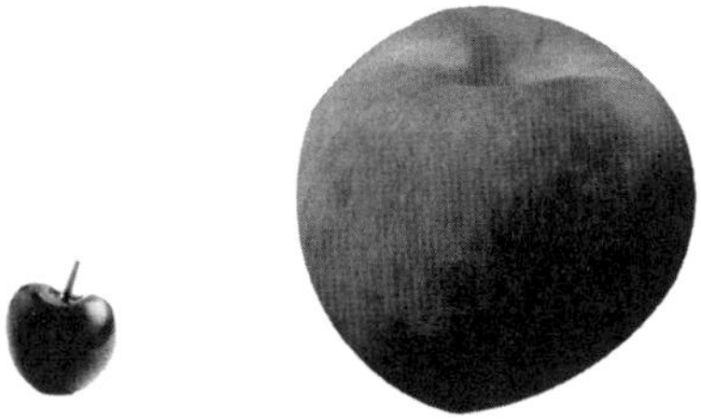

圖 4-4 ｜左邊是 6000 年以前的桃子，右邊則是 21 世紀的桃子。現代人吃的水果比幾千年以前的水果更大又更甜。

　　然後，人類知道要煮沸甘蔗，使其汁液結晶，從而製造出了食糖／砂糖，也就是 100% 的蔗糖。到了 18 世紀，這種新產品變得非常流行。隨著砂糖需求的增長，奴隸制度也越來越氾濫：數百萬奴隸被帶到世界各地的潮濕地區去種植甘蔗和生產食糖。

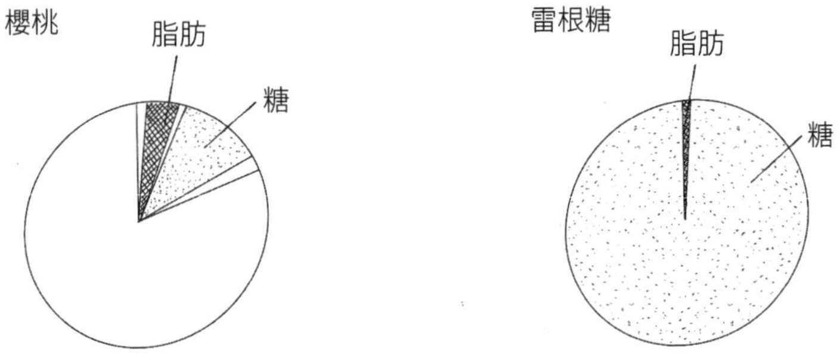

図 4-5 │ 櫻桃之類的水果和雷根糖之類的糖果都含有糖分，但是雷根糖中的糖分濃度更高。

隨著時間的推移，糖的來源逐漸有所改變（我們現在也從甜菜和玉米提取蔗糖），但無論使用哪種植物，添加到加工食品中的蔗糖都是水果蔗糖的化學翻版，差別只是濃度不同而已。

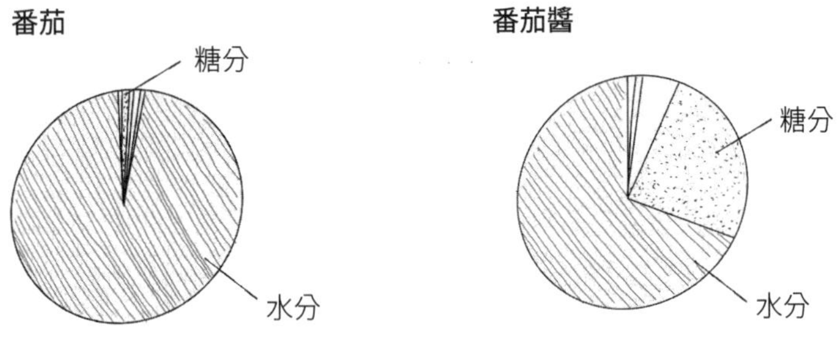

圖 4-6 │ 甚至番茄也被轉換成更甜的產品，也就是番茄醬。

糖被越來越濃縮，也更容易獲得。在史前時代，人類會吃當季富含纖維的水果；到1800年代，人們吃的蔗糖也很少（在那個時代，一生之中能夠吃到一根巧克力棒，就算很走運了）；但時至今日，我們每年要吃掉超過42.7公斤的糖分。

　　我們吃的糖越來越多，因為我們的大腦很難抑制我們不去吃味道像水果的東西。甜味和多巴胺確實讓人難以抗拒。

　　正如前面的老鼠實驗所顯示的結果，我們要知道自己會想伸手去拿巧克力，並不是我們的錯。這跟意志力沒有關係，根本不是這樣。人體內天生就有一種深沉古老的進化機制，而這種機制告訴我們，吃彩虹糖（Skittles）是一件很棒的事。

　　美國創作歌手雪瑞兒‧可洛（Sheryl Crow）唱道，如果某一件事讓你開心，「它就不是那麼糟糕的東西」（it can't be that bad）。我們要活著，就得吃葡萄糖，吃了葡萄糖，人就會很快樂。所以，你不禁會問：多吃點葡萄糖，有什麼大不了的？

　　有的時候，多不一定更好。你要是給植物澆太多的水，就會把它淹死；給人吸太多的氧氣，他反而會昏倒。同樣的道理，吃葡萄糖也要恰到好處：吃的量剛剛好，就會感覺良

好、活蹦亂跳、可以去上班、和別人一起出去玩、笑著過著生活和享受愛情。然而,我們可能攝取了過多的葡萄糖。吃了太多的葡萄糖就會傷身,但我們往往沒有意識到這一點。

第五章
在皮膚之下：了解葡萄糖驟升

很久以前，在我還不了解葡萄糖時，我每天早晨去上學以前都會先吃一塊薄煎餅。我會提早 20 分鐘起床，穿上牛仔褲和 T 恤，沒有梳頭髮（媽，要跟妳說聲抱歉），然後去廚房，從冰箱裡拿出薄煎餅，塗上奶油，把餅放在熱鍋上，再把其他食材混合物倒在上面一起煎烤，刷刷嗖嗖，接著翻面，裝盤以後在上頭塗抹能多益巧克力醬，把煎餅折起來後，大口享用。

我會跟媽媽說再見，而她也正在吃早餐，她會吃一碗加入牛奶、撒上砂糖的家樂氏 Special K 麥米片，還會喝一杯柳橙汁。

數百萬人也跟我媽一樣，早餐吃類似的食物。餐桌上的食物都是由非常酷的科技所生產。對我吃的薄煎餅來說：要將小麥磨成麵粉；將蔗糖、榛子、棕櫚油和可可混合成可用來塗抹食物的巧克力醬。對於我媽媽吃的早餐而言：要擠爆玉米粒，把它變成薄片；將甜菜壓碎、製成糊狀，然後將它

烘乾成蔗糖；將柳橙榨汁，成為葡萄糖和果糖構成的液體。

這些的濃縮糖嚐起來都非常甜，而我們的舌頭可是喜歡得不得了。

我們把澱粉和糖分吞下肚子以後，它們就變成了葡萄糖；這些物質落到胃裡，然後進入小腸。在小腸的葡萄糖會滲入腸道內壁，進入我們的血液。它從我們的微血管轉移到越來越粗的血管，就像從匝道上到高速公路一樣。

當醫生測量我們體內的血糖含量時，通常會給我們抽血，然後測量血糖濃度。但葡萄糖不僅會停留在我們的血液中，還會滲透到身體的每一個部分，所以在任何部位都能測量到血糖。

這就是為什麼我會使用連續血糖監測器，我無需驗血，就能知道全身的血糖含量：連續血糖監測器會偵測我手臂背面脂肪細胞之間的血糖濃度。

為了量化血糖的濃度，我們使用毫莫耳／升，也可以寫成英文 mmol/L。有些國家使用毫克／分升（mg/dL）。無論使用什麼單位，都指同一件事情：人體內有多少血糖在到處流動。

英國的國民保健署（NHS）指出，基線濃度（也稱為空

腹血糖，亦即早上進食前的血糖水平）在 4.0 到 5.4 mmol/L 之間是「正常的」；介於 5.5 和 6.9 mmol/L 之間表示處於糖尿病前期；只要高於 7.0 mmol/L，就表示得了糖尿病。

然而，國民保健署所謂的「正常值」可能並不是最好的。根據早期的研究，空腹血糖的正常範圍可能介於 4 到 4.7 mmol/L 之間。那是因為濃度若是高於 4.7 mmol/L 以上，身體很可能會出現問題。

此外，從空腹血糖水平便可看出某個人是否有罹患糖尿病的風險，但它並不是唯一需要考慮的因素。即使我們的空腹血糖水平處於「最佳」情況，我們的血糖濃度仍然可能每天都會飆升。如前所述，血糖驟升就是我們進食以後血液的葡萄糖濃度快速上升和下降，這樣會有害健康。下一章會解釋原因。

國民保健署指出，進食後的血糖濃度上升幅度不能超過 7.9 mmol/L。還是一樣，這雖然是「正常值」，但不是最佳的情況。有人針對非糖尿病患者進行了研究，他們提供了更加準確的訊息：我們應該盡量避免吃完東西以後的血糖濃度的上升值超過 1.7 mmol/L。因此，本書將血糖飆升定義為：**進食以後體內葡萄糖的濃度增加 1.7 mmol/L 以上。**

無論你的空腹血糖濃度如何，你的目標是要避免血糖驟升，因為血糖飆升所引發的變異性才是問題所在。如果我們的血糖濃度每天都會飆升，如此經過多年以後，空腹血糖濃度就會逐漸緩慢升高，而只有空腹血糖濃度高到被歸類為糖尿病前期時，我們才會驚覺大事不妙。不過，到了那個時候，傷害已經造成了。

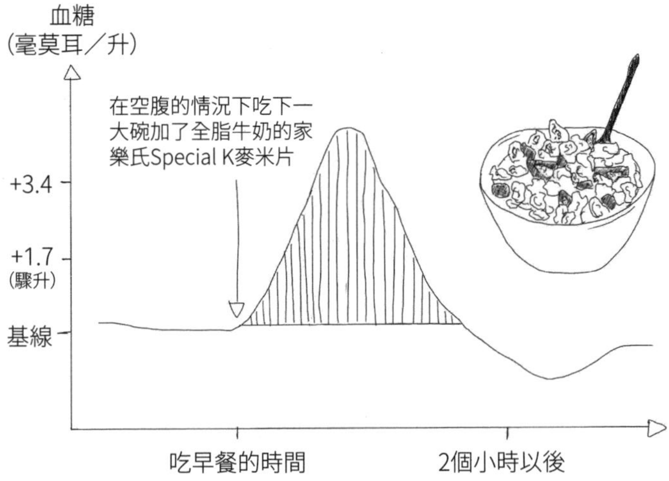

圖 5-1｜這是認為有益健康的傳統麥片早餐。吃完它以後，血糖飆升的幅度遠遠超過正常的範圍，然後又會迅速下降。

我媽媽每天早上吃完早餐以後，血糖就會驟升 4.6 mmol/L，使她的空腹血糖濃度從 5.4 mmol/L 逐漸上升到

10 mmol/L！增加的幅度遠遠高於本書定義的 1.7 mmol/L，甚至遠高於國民保健署認定的餐後「正常」飆升臨界值 7.9 mmol/L。

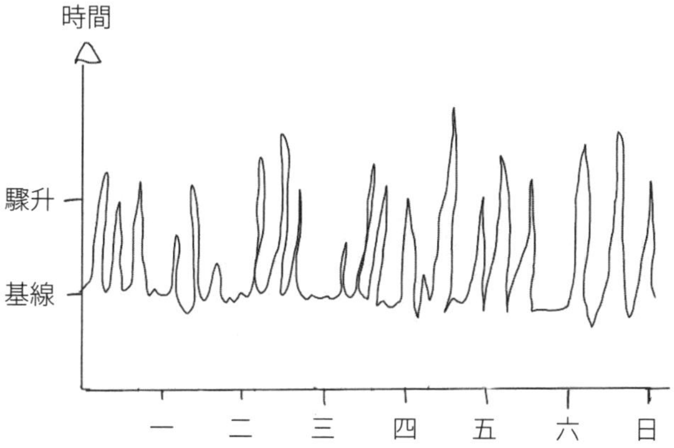

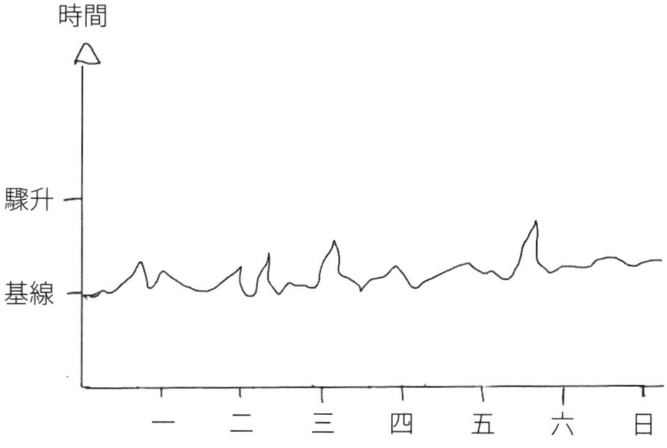

圖 5-2、5-3｜上圖的血糖曲線有很多尖峰值；下圖的尖峰值比較少。

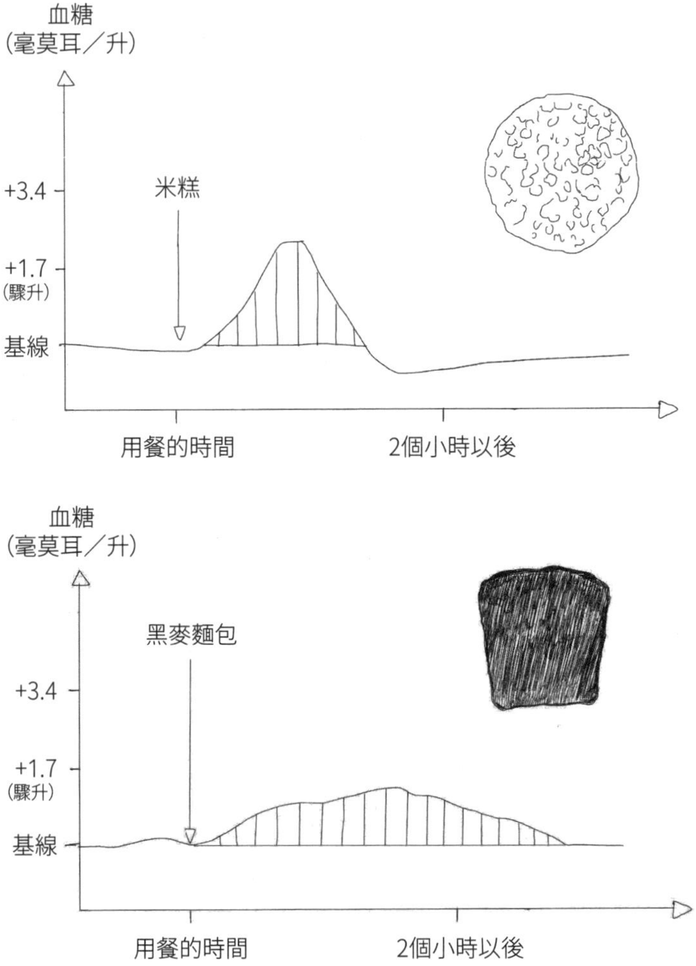

圖 5-4 ｜比較兩條血糖曲線時，不必做數學運算。尖峰值較高的那個，也就是變異性較大的那個（上圖），就會更加傷害人體的健康。

在繪圖以後，你紀錄的血糖濃度會逐漸連成一條血糖曲線。例如，如果我查看過去一週的血糖濃度以後，發現自己的血糖濃度出現了很多尖峰值，表示我的血糖曲線是多變的；假使我的尖峰值比較少，血糖曲線就算是平穩的。

我建議各位要讓你的血糖曲線保持平穩，這就表示把你的血糖濃度放大來看以後，你會看到尖峰值越來越低。另一種描述血糖曲線變平穩的方法就是降低血糖變異性。血糖變異性越小，人就越健康。

有些血糖驟升的情況會傷害身體

下面圖表中的兩個血糖驟升看起來完全一樣，但其中一個比另一個更有害身體健康。你能猜出是哪一個嗎？

甜食（杯子蛋糕）引起的血糖驟升比澱粉類食物（白飯）造成的血糖飆升更容易傷害身體健康。然而，這和測量的血糖無關，反而與眼睛看不到的分子有關。

甜食含有砂糖（就是蔗糖，由葡萄糖和果糖組成的化合物），澱粉類食物則沒有。每當我們看到甜食讓血糖驟升時，就會有一個相應的果糖驟升，可惜我們看不到這條飆升的曲線。連續血糖監測器只能檢測血糖，不能檢測果糖，而目前

還沒有連續果糖監測器。

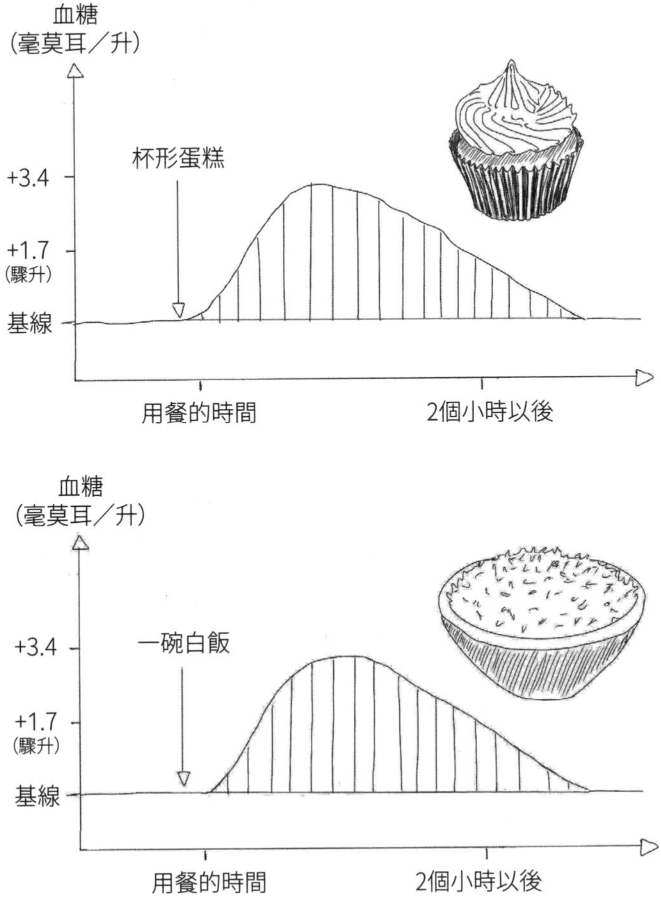

血糖
(毫莫耳／升)

+3.4
+1.7
(驟升)
基線

↑杯形蛋糕

用餐的時間　　2個小時以後

血糖
(毫莫耳／升)

+3.4
+1.7
(驟升)
基線

↑一碗白飯

用餐的時間　　2個小時以後

圖 5-5

在連續果糖監測器問世以前，你要記住，當你吃下甜食以後，不但會讓血糖飆升，也會讓果糖同時飆升，這就是甜食導致的血糖飆升比澱粉類食物造成的飆升更會危害身體的原因。

現在是該了解原因的時候了：為什麼血糖驟升會有害身體？為什麼果糖驟升會更糟糕？它們會讓我們身體發生什麼變化？請各位戴上眼鏡，放鬆一下。等到你學完第二部分時，就能了解身體的語言。

第二部分
為什麼血糖驟升會損害健康

第六章
火車、吐司和俄羅斯方塊：
當血糖驟升時，體內發生的三件事

人體由超過 30 兆個細胞所組成。當我們的血糖驟升時，這些細胞都能感覺得到。

血糖進入細胞以後，主要生物學目標是要被轉化為能量。負責轉換能量的微小胞器可在多數的人體細胞中發現，稱為粒線體。這種胞器會使用葡萄糖（以及我們吸進體內空氣中的氧氣）來產生化學形式的電能，使每個細胞能夠做它需要執行的任務。血糖湧入細胞以後，就會直接進入粒線體去進行轉化。

為什麼火車會停下來：自由基和氧化壓力

如果你想了解粒線體如何回應即將出現的血糖飆升，不妨想像一下：你的祖父工作了一輩子，現在總算退休了，能夠去實現他在蒸汽火車上工作的夢想。你的家人都認為他瘋

了,但你的祖父根本不在乎。他接受一些培訓以後,便應徵去擔任火車引擎室的司爐工:他要將煤鏟到爐火上,以便產生蒸汽去推動活塞,使火車車輪轉動。你可以把你的祖父想像成火車的粒線體。

當火車沿著鐵軌快速行駛時,煤炭會定時送到你祖父的手中。他會把煤炭放在爐子旁邊,然後以固定的速度把它鏟入火焰,藉此提供燃料,好推動火車前進。煤炭這種原料被轉化為動能。當它用完時,另一批又會及時供應。

對於蒸汽火車來說,只要提供的能量等於運轉所需耗費的能量,它就會嗡嗡作響,平穩前行。我們的細胞也是這樣。

現在是你祖父上班的第二天。第一批煤運來後幾分鐘,突然有人敲門,送來了更多的煤炭。他想,好吧,煤是來的太早,但這樣就會有額外的庫存了。他把煤炭放在爐子旁邊。幾分鐘以後,又聽到敲門聲。有人送來更多的煤炭。後頭還又一直送來。敲門聲不斷,煤炭一直送來。你祖父說:「我不需要煤了!」但對方告訴他,燒煤就是他的工作,而且也沒有給出其他的解釋。

一整天下來,煤一批接一批送來,多餘的煤就塞進他的艙房裡,數量遠遠超過所需。你的祖父根本燒不了這麼多,所以他的周圍堆滿了煤炭。不一會兒,到處都塞滿了煤,一

直堆到天花板。他幾乎不能動彈。你祖父不能再往火裡鏟煤了，因為有太多的煤在妨礙他。火車最後停了，乘客大發脾氣。在這天結束的時候，你祖父只能辭職，他的夢想破滅了。

當我們供給粒線體的血糖超過他們所需時，粒線體也會有同樣的感覺。它們只能燃燒可以產生細胞所需能量的葡萄糖，無法再燃燒更多了。體內的血糖飆升時，就是太快將葡萄糖輸送到細胞。運送的速度是問題所在，一次給太多，問題就會累積。

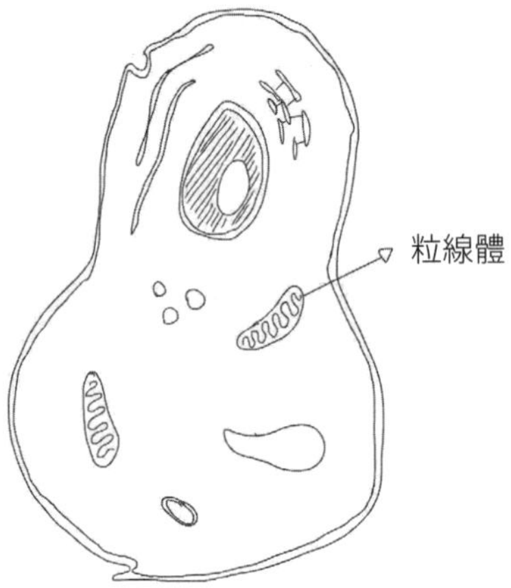

圖 6-1 ｜ 健康的細胞中含有數以千計運作正常的粒線體，另有許多其他的胞器。

根據最新的科學理論「身體調適負荷模型」（Allostatic Load Model），一旦人體的粒線體被淹沒在多餘的血糖之中，細胞就會釋放會造成嚴重後果的小分子，也就是自由基。（某些葡萄糖會被轉化為脂肪，稍後會詳細說明。）當自由基因血糖驟升而出現時，就會引發危險的連鎖反應。

自由基很讓人頭痛，因為它們會破壞接觸到的任何東西。自由基會隨機捕捉並修改 DNA，進而導致突變，刺激有害基因，也能引發癌症。它們會在細胞膜上戳洞，讓原本正常的細胞功能失常。

在正常的情況下，細胞會有適量的自由基，但可以好好處理它們。但隨著血糖不斷反覆飆升，產生的自由基就會多到難以控制。一旦自由基多到無法被中和時，人體就處於氧化壓力（oxidative stress）的狀態。

氧化壓力會導致心臟病、第二型糖尿病、認知能力下降和人體衰老。果糖比葡萄糖單獨存在時更能增加氧化壓力。這就是為什麼甜食（含有果糖）比澱粉類食物（不含果糖）更糟糕的原因。脂肪太多也會增加氧化壓力。

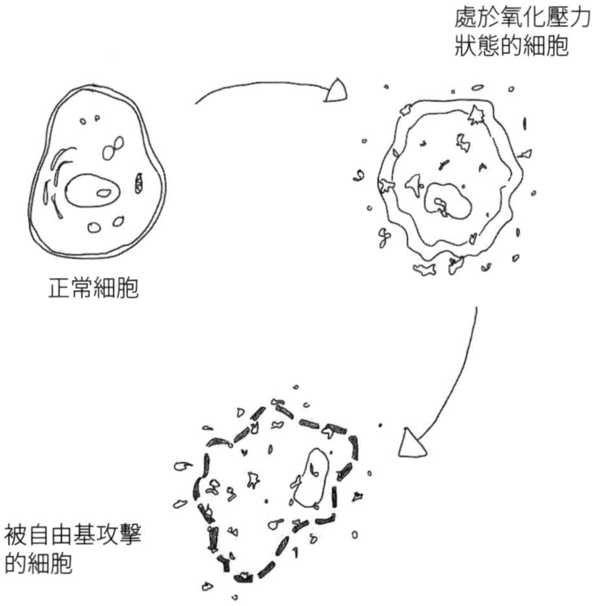

處於氧化壓力
狀態的細胞

正常細胞

被自由基攻擊
的細胞

圖 6-2

　　幾十年下來,我們的細胞就會遭到破壞。因為它們已被塞滿和不堪重負,我們的粒線體無法有效地將葡萄糖轉化為能量。如此一來,細胞就會飢餓,導致器官功能失常。我們的身體也會感受到不對勁:雖然我們不斷進食來補充能量,但我們依舊會感到疲倦;早上起床困難,一整天都無精打采。我們**累了**。你知道那種感覺嗎?我可是真正感受過的。

　　血糖驟升時會引發第二個過程,讓我們感到更加疲累。

你為什麼在烤吐司：糖化作用和炎症

這樣說可能會讓你感到驚訝，但你目前正在烤東西。說得更具一點，你正在褐變（browning），就像烤麵包機裡的一片麵包。

從我們出生的那一刻起，我們身體裡的東西就逐漸變成褐色，儘管變化速度非常緩慢。科學家觀察嬰兒的肋骨軟骨時，發現它是白色的，但人活到了90歲，這個部位的軟骨就會變成褐色。

1912年，一位名叫路易‧卡米耶‧梅納（Louis-Camille Maillard）的法國化學家描述了這點，因此這種現象便以他的名字來命名，稱為梅納反應（Maillard reaction）。他發現葡萄糖分子與另一種類型的分子碰撞時會變成褐色，從而引起反應。第二個分子此時就會「被糖化」（glycated）。分子被糖化時，就會受損。

這個過程是生命中很正常且不可避免的一部分，也是我們會衰老、器官會緩慢退化以及我們最終會死亡的原因。我們無法阻止這個過程，但可以減緩或加快它的速度。

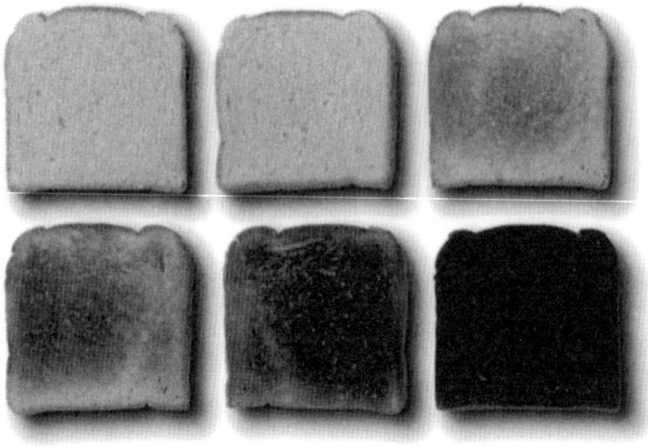

圖 6-3 ｜我們烤麵包時，就是把它變成褐色。人的體內就是像這樣慢慢變成褐色。

我們向身體輸送的葡萄糖越多，糖化作用發生的頻率就越高。分子只要被糖化，就會永遠受損，這就是為什麼你不能把烤成褐色的吐司重新變回白吐司。人體分子被糖化以後會造成長期的後果，從長皺紋、白內障、心臟病到阿茲海默症等等，不一而足。由於褐變是老化，而老化又是褐變，所以減緩體內的褐變反應就能延長壽命。

果糖分子糖化物質的速度是葡萄糖的 **10 倍**，造成的損害更大。因此，餅乾（含有果糖）之類的含糖食物所造成的血糖飆升，會比麵食等澱粉類食物（不含果糖）所導致的血糖飆升讓我們老化得更快。

血糖濃度和糖化作用彼此關聯，所以有一個非常有名的人體血糖濃度的測試其實是在測量糖化作用。糖化血色素（HbA1c）測試（在糖尿病患者中廣為人知）可測量在過去兩到三個月內有多少紅血球蛋白質被葡萄糖所糖化。糖化血色素水平越高，體內發生梅納反應的頻率就越高，在體內循環流動的葡萄糖越多，人衰老的速度就越快。

過多的自由基、氧化壓力和糖化作用，三者會共同導致體內出現普遍的炎症狀態。炎症是一種保護措施，是身體試圖抵禦入侵者的結果。然而，慢性發炎是有害的，因為它會傷害身體。從外表會看到紅腫，而體內組織和器官卻在慢慢受損。

喝酒、抽菸、壓力、腸漏症和身體脂肪釋放的物質也會讓身體發炎得更加嚴重。慢性發炎是多數慢性疾病的根源，例如中風、慢性呼吸道疾病、心臟病、肝病、糖尿病和肥胖。世界衛生組織宣稱炎症導致的疾病是「對人類健康的最大威脅」。**全世界有五分之三的人將死於炎症性疾病**。不過，好消息是，減少血糖驟升的飲食可以減少炎症，並且降低罹患炎症性疾病的風險。

我們將要深入探討的第三個、也是最後一個過程可能會最讓你驚訝。它其實是身體抵禦血糖驟升的防禦機制，卻會

造成不好的後果。

玩俄羅斯方塊求生：胰島素和脂肪增加

我們的身體會盡快將多餘的血糖從身體排出，以便減少自由基的形成和減緩糖化作用，這對我們的生存至關重要。因此，我們的身體會在我們不知道的情況下進行一項計畫：它會玩俄羅斯方塊。

玩俄羅斯方塊時，要在方塊堆疊累積以前將方塊排列成行，把它們清理掉。體內的情況跟玩俄羅斯方塊非常相似：一旦出現過多的血糖，我們的身體會盡力將它儲存起來。下面是身體的運作原理。

當我們的血糖濃度升高時，胰臟就會成為俄羅斯方塊的管弦樂隊指揮。

胰臟的主要功能之一，就是會分泌一種叫做胰島素的激素。胰島素的唯一作用是將多餘的血糖儲存在全身的儲存單元，以免血糖循環流動，四處破壞我們的身體。人要是欠缺胰島素，就會死亡；不能分泌胰島素的人（第一型糖尿病患者），必須注射胰島素才能活命。

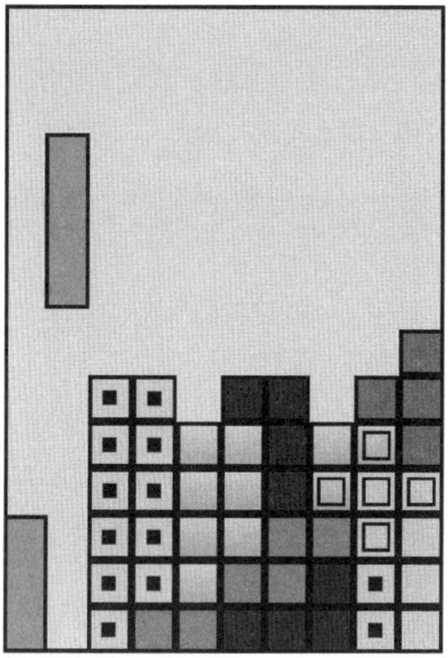

圖 6-4 ｜玩俄羅斯方塊？不是，是不要讓血糖驟升。

　　胰島素會將多餘的血糖存在好幾個儲存單元裡。第一號儲存單元就是肝臟。肝臟是非常方便的儲存單元，因為所有來自消化道且攜帶新血糖的血液都必須經過肝臟。

　　我們的肝臟將血糖轉化為一種新形式，稱為肝醣。這就像植物會將葡萄糖轉化為澱粉。肝醣其實是澱粉的表親，因為它是由許多葡萄糖分子連結所組成。如果過量的血糖保持原本的形式，就會導致氧化壓力和糖化作用。一旦血糖改變了型態，就不會造成人體的傷害。

肝臟可以容納約 100 公克肝醣（等於兩份麥當勞大薯條的葡萄糖含量）。我們的身體每天需要 200 公克葡萄糖來產生能量，這就佔了的一半。

第二個存儲單元是肌肉。肌肉是有效的儲存單元，因為我們擁有很多肌肉。一個體重約 68 公斤的成年人，他的肌肉可以容納大約 400 公克的肝醣，等於是七份麥當勞大薯條的葡萄糖含量。

肝臟和肌肉很有效率，但我們吃的葡萄糖往往比我們需要的多得多，所以這些儲存單元很快就會被填滿。如果我們沒有另一個可存儲多餘血糖的單元，我們的身體很快就不能再玩俄羅斯方塊了。

你坐在沙發上，不需要太費神，就能讓身體的哪一部分隨意增長呢？它就是我們的脂肪儲存部位。

一旦胰島素將它能夠儲存的所有血糖儲存在肝臟和肌肉以後，多餘的血糖就會轉化為脂肪並存在我們的脂肪儲存部位。這就是我們會增加體重的原因。然後還有別的東西。我們的身體不僅要處理血糖，還必須處理果糖，可惜果糖不能被轉化為肝醣並儲存在肝臟和肌肉。**果糖只能轉化成脂肪來儲存。**

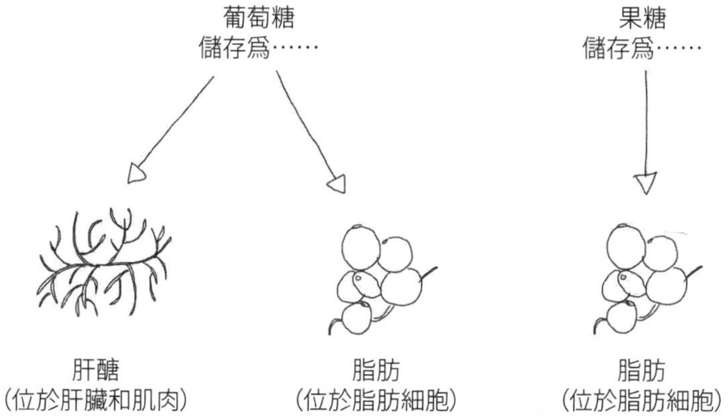

```
        葡萄糖                          果糖
       儲存為……                       儲存為……
```

    肝醣   脂肪   脂肪
(位於肝臟和肌肉)   (位於脂肪細胞)   (位於脂肪細胞)

圖 6-5｜人會將多餘的葡萄糖儲存為肝醣和脂肪。
多餘的果糖只會變成脂肪。

　　從果糖轉換的脂肪會帶來一些壞處：首先，它會累積在肝臟，逐漸導致非酒精性脂肪肝病。其次，它會填滿我們臀部、大腿和臉部以及器官之間的脂肪細胞，使我們的體重增加。最後，它會進入血液並增加我們罹患心臟病的風險。（你或許聽人說過它是低密度脂蛋白〔low-density lipoprotein，簡稱 LDL〕或「壞」膽固醇。）

　　如果兩種食物的卡路里相同，我建議你不要吃甜食（含有果糖），盡可能選擇有鹹味的食物（不含果糖），原因就如同上面所說的。不含果糖就表示有較少的分子最終會被轉變成脂肪。

諷刺的是，許多「脫脂」加工食品含有大量的蔗糖，其中的果糖被人體消化後會轉化為脂肪。第三部分中會更深入探討這點。

許多人聽到脂肪時都會有五味雜陳的感覺，但它其實非常有用：身體會利用脂肪儲存部位替血液中漂浮的多餘葡萄糖和果糖提供儲存空間。我們不應該因為變胖了而對自己的身體發脾氣，我們其實應該感謝它，因為身體是在保護我們，讓我們免受氧化壓力、糖化作用和炎症的侵害。

你的脂肪細胞數量和體積增加得越多（這通常跟遺傳有關），你就越能避免過量葡萄糖和果糖的侵害（但你會增加更多的體重）。

現在讓我回頭來討論胰島素。正如我先前所講的，胰島素非常重要，因為它有助於將多餘的血糖儲存在這三個「儲物櫃」。它在短期內是有幫助的。

血糖飆升越多次，體內釋放的胰島素就越多。從長遠來看，胰島素一直處於高濃度將會造成問題。胰島素分泌過多，就會導致肥胖、第二型糖尿病和多囊性卵巢症候群之類的疾病。讓血糖曲線變平穩時會發生很多重要的事情，其中之一就是會自動讓胰島素曲線變得平緩。

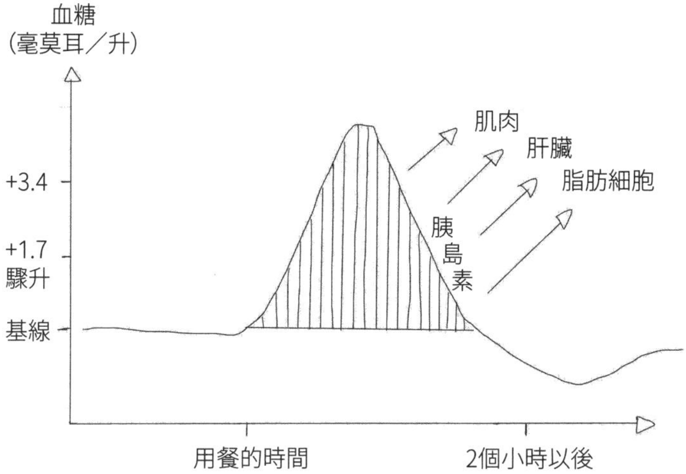

```
血糖
(毫莫耳/升)
        ▲
        │                    肌肉
        │                 ↗ 肝臟
+3.4  ─ │              ↗ ↗ 脂肪細胞
        │         胰  ↗
+1.7    │         島
驟升    │         素
基線  ─ │
        └──────────────────────────▶
        用餐的時間      2個小時以後
```

圖 6-6 │ 飯後大約 60 分鐘，血糖濃度將達到最大值，然後身體會分泌胰島素，將血糖分子引入肝臟、肌肉和脂肪細胞，血糖濃度就會逐漸下降。

讓我們談談人們對於脂肪五味雜陳的感覺。脂肪很有用，但如果你想要減重，最好去了解身體細胞會發生什麼的事情，以及探索胰島素如何讓事情變得棘手。我們說「我想減肥」時，其實我們在說：「我想清空脂肪細胞裡頭的脂肪，讓它們像氣球一樣洩氣，最後讓我的腰圍變小。」為了達到這點，我們需要處於「脂肪燃燒」模式。

就像新芽傑利可以在晚上利用它的澱粉儲存部位一樣，只要每個細胞的數千個粒線體需要肝醣，我們的身體就會調

用肝臟和肌肉的肝醣，把它轉化為葡萄糖。然後，當我們的肝醣儲備開始減少的時候，我們的身體會利用脂肪儲存部位的脂肪來獲取能量（我們這時就是處於脂肪燃燒模式），這樣就能減重。

然而，這只有在胰島素濃度很低時才會發生。如果有胰島素存在，我們的身體就無法燃燒脂肪：胰島素會讓通往脂肪細胞的路線成為一條單行道：東西只能進，不能出。在胰島素濃度處於峰值後約兩小時開始回落之前，我們無法消耗現有脂肪。

如果我們的血糖和胰島素濃度保持穩定，我們就能夠甩掉肥肉。加拿大科學家在 2021 年曾對 5,600 人進行一項研究，結果顯示，體重減輕以前，胰島素會先減少。

體內過量的血糖及其引起的血糖飆升和驟降，會在細胞層面上改變人體。體重增加只是外顯的一種症狀，其實還有更多，但只要讓血糖曲線平穩，就可以緩解這些症狀。

第七章
從頭到腳：血糖驟升如何讓我們生病

我早些年有了深刻的認識，便開始去研究血糖。我現在感覺如何，其實和我的血糖飆升和下降有密切的相關。

有一天我去上班，大約到了早上 11 點就覺得很疲倦，連手指都無力去點擊滑鼠。那時我根本不可能專注於手邊的工作，費了好大的勁才勉強站起來，走到辦公室的茶水間，給自己倒了一大杯黑咖啡。我喝光了一整杯咖啡，但還是感覺精神不濟。我檢查了血糖濃度：我早餐吃了一塊加鹽的巧克力餅乾，又喝了一杯加脫脂牛奶的卡布奇諾。吃完以後，血糖就立即飆升，隨後便急劇下降。我的血糖就像在坐雲霄飛車，快速上下起伏，所以我才會感覺這麼累。

我後來越來越了解血糖，逐漸知道血糖上下起伏會造成不少短期的症狀，而這些症狀會因人而異。有些人會頭暈、噁心、心悸、盜汗、嗜吃和感覺受到壓力；有一些人就很像我，會感到疲憊和出現腦霧。許多「血糖女神」社群的成員一旦血糖飆升，就會情緒低落或感到焦慮。

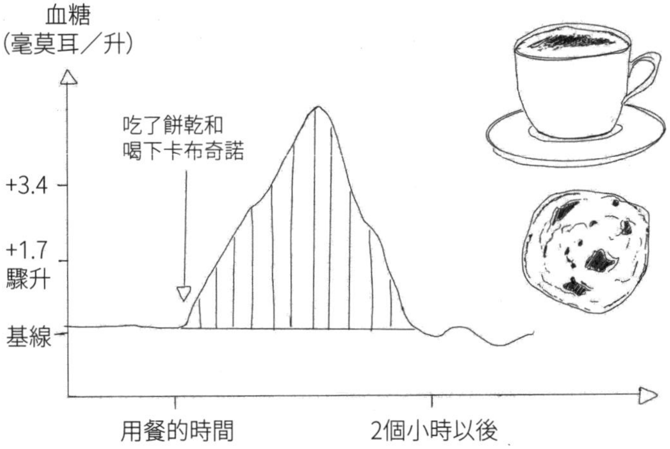

圖 7-1 ｜ 血糖濃度大幅下降讓我昏昏欲睡。

從長遠來看，血糖驟升會激發許多過程（包括氧化壓力、糖化作用、炎症和胰島素分泌過量），將會導致慢性疾病，包括第二型糖尿病、關節炎和憂鬱症。

短期影響

◆ 經常感到飢餓

你一直覺得肚子很餓嗎？其他人也有這種感覺。

首先，許多人吃完飯以後，不久又會感到飢餓，而這

種情形又牽涉到血糖。如果你去比較兩頓含有相同熱量的飯菜，不會讓血糖飆升那麼嚴重的那頓飯會讓你感覺比較耐餓。卡路里不是一切（我們在第三部分會更深入探討這點）。

其次，如果你一直感到飢餓，表示你的胰島素濃度很高。如果我們多年來一直經歷血糖驟升，日積月累之下，體內就會存在大量的胰島素，我們的激素就會混淆。瘦素（Leptin）是一種告訴我們已經飽了，應該停止進食的激素，它的信號被阻斷了，而飢餓素則是一種告訴我們肚子餓了的激素，它就接管了一切。儘管我們有脂肪儲備，有大量可用的能量，但身體卻告訴我們需要更多的能量，所以我們會不停地吃。

當我們吃東西時，我們會經歷更多的血糖驟升，胰島素就會湧入，將多餘的血糖儲存為脂肪，從而促進飢餓素的作用。我們變得越胖，就越感到飢餓，形成一種惡性循環。

解決方法不是盡量少吃，而是要讓血糖曲線變得平穩來降低胰島素濃度，而要做到這點，其實是要吃更多的食物，我稍後會說明理由。你將會聽到瑪利的故事，她是「血糖女神」的社群成員，她以前每 90 分鐘就要吃東西，但她現在連零食都不吃了。

◆ 食物渴望

我們對食物渴望的理解已經改變了，這多虧於 2011 年在耶魯大學校園內進行的一項實驗。招募的受試者先被送進測量大腦活動的功能性磁振造影（fMRI）之中，受試者會看螢幕上的食物照片，好比沙拉、漢堡、餅乾和青花菜，然後根據 1 到 9 的等級來表示他們有多想吃這些食物，1 表示「根本不想吃」，9 代表「非常想吃」。

研究人員從電腦螢幕觀察受試者在看照片時，大腦的哪一部分被激發。同時也獲得受試者同意授權，與一台監測他們血糖濃度的機器連接。

研究人員的發現令人興奮。當受試者的血糖濃度穩定時，他們對許多食物的評分都不高。然而，**當他們的血糖濃度逐漸下降時**，發生了兩件事。首先，螢幕顯示高熱量食物的圖片時，受試者大腦的食物渴望中心會亮起。其次，與血糖濃度穩定時相比，受試者在「我想吃它」等級表上對這些食物的評分要高得多。

這項發現代表什麼？血糖濃度只要下降，即使是 1.1 mmol/L 的小幅下降，低於血糖驟升後的 1.7 mmol/L 下降幅度，也會讓人想去吃高熱量的食物。

問題是，我們的血糖濃度老是在下降，具體來說，每

次飆升後都會下降。血糖飆升得越高，降幅就越劇烈。這樣不錯，因為這就表示胰島素在發揮作用，將多餘的血糖儲存到各種存儲單元。然而，這也意味著我們會想吃餅乾或漢堡（或兩者皆想）。

讓血糖曲線變平穩，就能減少對食物的渴望。

◆ **慢性疲勞**

還記得你的祖父和他退休後當司爐工的慘況嗎？當他的艙房塞滿了煤炭時，他就鏟不了煤，火車就只好停了下來。同樣的事情也會發生在粒線體上：血糖太多，它們就會罷工，產生的能量就不夠，我們就會感到疲倦。

有人對騎健身腳踏車的人進行過實驗，指出粒線體無法正常運作時會發生什麼事情：天生有粒線體缺陷的人與沒有這些缺陷的人相比，前者能騎健身腳踏車的時間通常只有後者的一半。如果你的粒線體受損，你接送孩子時會感覺更困難，提著購買的雜貨時會感覺很疲累，而且你也將無法像過去那樣承受（公司裁員或與情人分手）壓力。如果你想克服身體的痛苦或精神上的困境，都得依賴粒線體產生的能量。

我們吃甜食時，可能會認為自己正在幫助身體獲得活力，但這只是大腦多巴胺激增讓我們興奮所造成的一種假

象。血糖每飆升一次，都會損害粒線體的長期功能。導致血糖曲線上下起伏的飲食，比那些讓血糖曲線變平穩的飲食，更容易讓人感到疲勞。

◆ 睡眠不佳

血糖失調的人，半夜會突然醒來，而且心跳加速。這通常是人睡著時血糖驟降的結果。婦女停經後會失眠，還有部分男性會有睡眠呼吸中止症，可能是因為這些人在體內血糖濃度很高時就寢，或者血糖飆升後立即上床睡覺。如果你想睡個好覺，就要讓血糖曲線平穩。

◆ 感冒和新冠併發症

你的血糖驟升以後，免疫系統會暫時故障。如果你的血糖濃度一直都很高，你就不可能享有足以對抗入侵者的五星級免疫系統。你將更容易受到感染，而且特別容易感染病毒。你被冠狀病毒感染後能不能存活，主要的決定因素之一就是你的新陳代謝是否順暢（這是另一種描述粒線體功能的方式）；事實證明，血糖濃度很高的人更容易遭受感染，也更容易出現併發症，而且死於病毒的可能性是血糖濃度正常人的兩倍之多（41% 比 16%）。

◆ 更難應付妊娠性糖尿病

女人只要懷孕,體內的胰島素濃度都會增加,因為胰島素會促進生長,不但可讓嬰兒成長,也能讓孕婦的乳房組織增生,這樣她就可以準備用母乳餵養嬰兒。

然而,胰島素增加以後,有時候會造成胰島素抗性,身體就不再像以前那樣可以對胰島素做出反應。雖然胰島素濃度會上升,卻無法將多餘的血糖儲存在三個「儲物櫃」,所以血糖濃度也會上升。這就是我們所說的妊娠性糖尿病。懷孕的媽媽很怕遇到這種可怕的經歷,而且越靠近預產期,情況會變得越糟。

準媽媽只要讓血糖曲線平穩,就可以不必服用藥物、讓寶寶的出生體重減輕(這樣很好,因為分娩會更容易,寶寶也會更健康)、降低剖腹產的可能性,以及在懷孕期間控制體重。這就是阿曼達做到的事情。我們在第三部分會說明她的案例。

◆ 熱潮紅和盜汗

更年期到來以後,荷爾蒙濃度會急劇下降,身體的變化感覺起來就像地震一樣:一切都會失去平衡,女性會出現性慾消退、情緒波動、盜汗、失眠和熱潮紅等症狀。

研究指出，如果女性的血糖和胰島素濃度比較高，更年期的症狀就會更為明顯。但各位不要因此氣餒：根據哥倫比亞大學 2020 年的一項研究，血糖曲線變平穩以後，更年期症狀（例如失眠）就會減少。

◆ 偏頭痛

偏頭痛會讓人衰弱，它有好幾種形式。目前才剛開始有人研究這個領域，但根據研究的數據，如果女性有胰島素抗性，定期出現偏頭痛的可能性是正常女性的兩倍。有偏頭痛的人只要降低胰島素濃度，情況似乎就會好轉：用減少體內胰島素的藥物治療患者時，在 32 個人之中，有超過一半的人明顯比較不會出現偏頭痛。

◆ 記憶和認知功能問題

如果你即將參加考試、核對支票簿或參加你想贏的辯論，請留意你事前所吃的東西。你想補充能量時，應該會去吃甜食，但這樣會影響你的腦力。事實證明，血糖驟升會損害記憶和認知功能。

你禁食了一整晚以後，如果到了早上讓血糖飆升，情況就會變得最糟糕。我真的希望自己小時候就知道這一點，那

時我每天早餐都吃塗抹能多益巧克力醬的煎餅。如果你想在上午 9 點開會時表現出色，給別人留下深刻的印象，早餐就要吃能夠讓你的血糖曲線保持平穩的食物。請參閱第三部分的訣竅四〈要讓早餐後的血糖平穩〉。

◆ 更難應付第一型糖尿病

第一型糖尿病是一種自體免疫疾病。得了這種病，就會失去製造胰島素的能力，也就是胰臟控制胰島素產生的細胞無法發揮作用。

第一型糖尿病患者出現血糖飆升時，他們的身體就要將多餘的血糖儲存到那三個存儲單元，但是他們無法分泌胰島素來轉化葡萄糖，所以需要每天施打好幾次胰島素來補充身體缺乏的胰島素。話雖如此，他們的血糖每天都會飆升和驟降，這會造成很大的困擾。第一型糖尿病患者只要讓血糖曲線平穩，就能更輕鬆地處裡這個問題。許多事情也可以迎刃而解：他們可以運動而不用擔心低血糖症，也能減少去洗手間的頻率（血糖飆升的副作用），甚至可以讓情緒更穩定。

第三部分的所有訣竅都適用於第一型糖尿病患者（你在訣竅十的章節會讀到露西的故事。她患有第一型糖尿病，但運用這些訣竅以後便順利讓血糖曲線平穩）。如果你有第一

型糖尿病，改變飲食習慣以前務必諮詢醫生。你要隨時調整注射的胰島素劑量。

長期影響

◆ 青春痘和其他皮膚病

有沒有希望自己讀高中時就知道下面這一點，請舉手：含澱粉和糖分的食物會引發連鎖反應，讓你的臉上長青春痘或身體長粉刺，甚至會讓你的皮膚發紅。這是因為許多皮膚病（包括濕疹和牛皮癬）是由炎症所引起的，而炎症就是血糖驟升導致的結果。

如果我們的飲食能使血糖曲線變平穩，青春痘就會消失，粉刺就會變小，炎症也會得到抑制。在一項針對 15 至 25 歲男性的研究中，與導致血糖飆升的飲食相比，讓血糖曲線變平穩的飲食可明顯減少受測者的青春痘。（有趣的是，他們即使不減少食用其他已知會讓人長青春痘的食物，例如乳製品，情況也能有所改善。）

◆ 老化和關節炎

根據你的飲食習慣，等你活到 60 歲時，你的葡萄糖（和

果糖)攝取量可能比你的鄰居多出好幾萬倍。這不僅會影響你的外表,還會影響你的內在年齡。血糖飆升越頻繁,人就衰老得越快。

糖化作用、自由基和隨後產生的炎症會讓細胞緩慢退化,我們統稱為老化。自由基還會破壞膠原蛋白,這種蛋白質存在於人體的許多組織中,會讓皮膚鬆弛和產生皺紋,並且可能導致關節發炎、類風濕性關節炎、軟骨退化和骨關節炎:我們的骨頭會變脆,關節會疼痛,然後我們就不能去公園跑步了。

如果一個細胞內有太多的自由基和太多部位受損,這個細胞會決定進行細胞死亡以防止衍生進一步的問題,但這樣做並非不會造成任何後果。當細胞死亡時,身體的一部分就會消失:我們的骨骼會流失,免疫系統會受損,心臟收縮能力會減弱,阿茲海默症和帕金森氏症等神經退化疾病就會出現。

讓血糖平穩,再加上鍛鍊身體和減輕壓力,就是延緩老化的有效方法。

◆ **阿茲海默症和失智症**

在所有的器官之中,大腦消耗的能量最多。大腦裡頭有

許多的粒線體。這就表示我們體內的血糖過多時，大腦很容易就受到影響。腦神經元像其他細胞一樣，會感受到氧化壓力；血糖重複飆升會增加氧化壓力，讓神經元發炎，最終導致認知功能不全。最重要的是，慢性發炎幾乎是造成所有慢性退化疾病（包括阿茲海默症）的主因。

其實，阿茲海默症和血糖濃度密切相關，所以阿茲海默症有時被稱為「第三型糖尿病」或「腦部糖尿病」。例如，患有第二型糖尿病的人得到阿茲海默症的可能性是正常人的四倍。這些跡象在早期也很明顯：第二型糖尿病患者如果血糖控制不佳，就會記憶衰退，學習也會出現問題。

就像上面提到的其他症狀一樣，認知能力下降也是可逆的：越來越多的研究指出，當患者接受讓血糖穩定的飲食時，記憶和認知能力可以在短期和長期獲得改善。根據加州大學洛杉磯分校的一項治療計畫，血糖曲線變平穩僅僅三個月以後，那些因認知障礙而被迫離職的人就能夠重返工作崗位，甚至表現得比以前更好。

◆ 罹患癌症的風險

現在出生的孩子一生中有二分之一的機會可能得到癌症。不良飲食和吸菸是 50% 罹患癌症的主要驅動因素。

首先，研究指出，癌症可能源自於自由基造成的DNA突變。其次，如果身體發炎的話，癌症就可能擴散。最後，當體內有更多的胰島素時，癌症擴散的速度會更快。血糖在這些過程中扮演關鍵的角色，而根據數據，空腹血糖濃度高於5.5mmol/L的人（被視為處於糖尿病前期），他們死於癌症的機率是一般人的兩倍以上。因此，讓血糖和胰島素曲線變平穩是預防癌症的關鍵步驟。

◆ 憂鬱症發作

大腦沒有感覺神經，所以大腦出現問題時，它不能像其他器官那樣發出疼痛訊息來提醒你，而是讓你產生精神障礙，比如情緒低落。

當人們吃會讓血糖濃度不穩定的食物時，與飲食成分相似但會讓血糖水平更穩定的其他人相比，前者會更容易出現憂鬱症狀和情緒障礙。隨著血糖飆升得越高，症狀就會變得更糟，所以只要努力讓血糖曲線變平穩（即使只是稍微讓曲線平穩一點），都可以讓人感覺更舒服。

◆ 腸道問題

腸道會處理我們吃進身體的食物，把它們分解成分子，

然後被血液吸收或送到垃圾處理部位。因此，腸道不適（如腸漏症、腸躁症，和腸道蠕動減緩而造成傳輸減慢）與飲食有關也就不足為奇了。目前尚未確定血糖飆升是否與某些消化問題有關，但血糖濃度太高似乎會讓腸漏症更加嚴重。事實上，炎症（血糖飆升引發的一種過程）會讓腸道內壁出現孔洞，讓不該通過的毒素得以暢行無阻（這就是導致腸漏症的原因）。這又會造成食物過敏和其他自體免疫疾病，例如克隆氏病（又稱局部性迴腸炎）和類風濕性關節炎。

另一方面，採取降血糖飲食的人可以很快就擺脫胃灼熱或胃酸逆流的狀況，有時一天之內就能緩解症狀。

此外，我們發現腸道健康與心理健康有關，因為不健康的微生物群系會導致情緒障礙。腸道和大腦有 5 億個神經元相連（數量很多，但大腦的神經元數量高達 1,000 億）。這兩個器官會一直交換訊息，這可能就是為何我們吃了什麼以及我們的血糖是否飆升會影響到我們的感覺。

◆ 心臟病

我們談論心臟病時，通常會提到膽固醇。話雖如此，我們現在發現，人會有心臟病，不僅是「膽固醇過多」的問題。其實，在心臟病發作的病人當中，一半的人膽固醇濃度

正常。我們現在知道，有一種特定類型的膽固醇（低密度脂蛋白 B 型亞型）和炎症會導致心臟病。科學家們已經找到了其中原因，發現它與血糖、果糖和胰島素有關。

先來談談血糖和果糖：血管內壁是由細胞構成。這些細胞特別容易受到粒線體壓力的影響，而血糖和果糖驟升會導致氧化壓力。因此，這些細胞會受損並失去光滑的形狀，血管內壁就會變得凹凸不平，脂肪顆粒就更容易卡在凹凸不平的表面。

接著來討論胰島素：胰島素濃度過高時，肝臟就會開始製造低密度脂蛋白 B 型亞型。這是一種微小而密緻的膽固醇，它們會在血管邊緣蠕動，因此很可能就會卡住。（低密度脂蛋白 A 型亞型比較大、也更能懸浮且無害。它來自於食用膳食的脂肪。）

最後，如果膽固醇被氧化（當血糖、果糖和胰島素存在時，更容易發生這種情況），它會留在我們的血管內壁並黏著在那裡。斑塊會逐漸聚集並阻礙血流，人就是這樣才會得到心臟病。

血糖飆升會驅動上面三個過程。這就是為什麼科學家發現，即使空腹血糖正常，但每次血糖飆升都會增加人死於心臟病的風險。為了保護心臟，我們應該讓血糖、果糖和胰島

素曲線平穩。

在十個醫生之中,有九個還在測量總低密度脂蛋白膽固醇來診斷心臟病。如果數值太高,就會開史他汀類藥物給患者服用。然而,罪魁禍首是低密度脂蛋白 B 型亞型和炎症。更糟糕的是,史他汀類藥物會減少低密度脂蛋白 A 型亞型,但不會降低造成問題的 B 型亞型。因此,史他汀類藥物無法降低首次心臟病發作的風險。

同理,探究血糖、果糖,以及這些高濃度分子在體內引起的炎症,才是了解心臟病的關鍵。醫生可以檢視所謂的「三酸甘油酯與高密度脂蛋白」(triglycerides-to-HDL)比率(可透露微小且密緻的低密度脂蛋白 B 型亞型存在的情況)和 C 反應蛋白(C-reactive protein,可告訴我們炎症的情況),以便更精準評估病患罹患心臟病的風險。三酸甘油酯會在人體內變成低密度脂蛋白 B 型亞型,所以只要測量三酸甘油酯,便可得知人體系統內有問題的低密度脂蛋白 B 型亞型的量。將三酸甘油酯(以 mg/dL 為單位)除以高密度脂蛋白水平(以 mg/dL 為單位),就能得到可以準確預測低密度脂蛋白數量的一個比率。如果結果小於 2,那就是正常。假使結果高於 2,就可能有問題。然後,因為炎症是造成心臟病的主因,測量 C 反應蛋白(炎症越多,這種蛋白就會增

加）比測量膽固醇濃度更能準確預測心臟病。

◆ 不孕症和多囊性卵巢症候群

　　科學家最近發現，胰島素顯然與生殖器的健康有關聯。事實證明，胰島素濃度是大腦和你的生殖腺或性器官決定人體是否為安全受孕環境的重要訊息。如果你的胰島素失調，這就表示你不健康，你的身體就不會想要繁殖後代。只要體內胰島素濃度越高，無論女性或男性，都會更不容易受孕或讓女人懷孕。如果飲食越容易讓血糖飆升，胰島素濃度就會越高，不孕症的發生機率就越高。

　　女人若是不孕，多囊性卵巢症候群往往是罪魁禍首。八分之一的女性曾經歷過這種情況，一旦她們遇到時，卵巢會長出囊腫，因負擔過重而不再排卵。多囊性卵巢症候群是胰島素過多而造成。胰島素越多，這種病的症狀就越多。為什麼？因為胰島素要卵巢去分泌更多的睪固酮（testosterone，也就是雄性荷爾蒙）。更糟的是，如果胰島素過多，男性荷爾蒙自然轉化成女性荷爾蒙的過程就會受阻，導致體內存在更多的睪固酮。由於睪固酮過多，罹患多囊性卵巢症候群的女性會出現男性特徵：在她們不想長毛的部位（例如下巴）長出毛髮、禿頂、月經不規律或停經，甚至長青春痘。她們

的卵巢也會因為保留和累積卵子而停止排卵。

女性得到多囊性卵巢症候群以後也很難減重，因為胰島素過多，就無法燃燒脂肪。

有些女性比較容易罹患多囊性卵巢症候群（並非胰島素濃度高的女性都會得到這種症狀），但只要控制血糖濃度，就可以減輕、甚至完全緩解所有的症狀。第三部分會提到加蒂爾，她使用本書提供的訣竅，擺脫了多囊性卵巢症候群的症狀，扭轉了胰島素抗性，而且減掉了大約9公斤的體重。在杜克大學（Duke University）進行的一項研究中，連續6個月採用讓血糖曲線平穩飲食的受測女性，她們順利將胰島素濃度降低了一半，最後她們的睪固酮濃度降低了25%。隨著她們的荷爾蒙達到了平衡，她們的體重下降了，體毛也減少了。在12名受測者中，有兩人在進行研究後懷孕了。

對於男性來說，血糖失調也與不育有關：血糖濃度太高，精液品質就會下降（能讓女性受孕的精子就會減少），也會勃起困難。最近的研究指出，40歲以下男性的勃起障礙可能是由於未知的代謝和血糖失調所導致。如果你想要生個孩子，最好讓你的血糖平穩。

◆ 胰島素抗性和第二型糖尿病

第二型糖尿病很常見，全世界有 5 億人患有這種疾病，而且病患人數字逐年增加。血糖濃度太高也是最常導致這種疾病。我經常喝濃縮咖啡，而為了展示血糖飆升是如何導致第二型糖尿病以及如何逆轉這種情況，讓我分享我的一個的故事。

我在倫敦讀書時，每天都要喝咖啡，喝的量越來越多。我起先是早上喝一杯濃縮咖啡，結果不知不覺，幾年以後，一天要喝到五杯，否則就會精神不濟。我不得不越喝越多，才能感到與以前相同的提神效果。換句話說，我逐漸對咖啡因產生了抵抗力。

胰島素也是一樣。當胰島素濃度長時間處於高位時，我們的細胞就會對它產生抵抗力。胰島素抗性是造成第二型糖尿病的根本原因：肝臟、肌肉和脂肪細胞需要越來越多的胰島素來攝取等量的葡萄糖。到了最後，系統就不再運作。儘管胰臟會分泌越來越多的胰島素，但葡萄糖卻不再以肝醣或澱粉的形式儲存起來。結果是體內的血糖濃度就會持續維持在高檔。隨著胰島素抗性越來越強，就會從糖尿病前期（空腹血糖濃度高於 5.5 mmol/L）發展為第二型糖尿病（高於 7.0 mmol/L）。慢慢地，多年以後，你經歷的每一次血糖飆升

都會讓你的胰島素抗性變強,並且提高你體內的整體基線血糖濃度。

治療第二型糖尿病的常見(但錯誤的)方法是給患者注射更多的胰島素。這樣會迫使脂肪細胞(較大的儲存單元)打開(並讓它們增加體重),以此暫時降低血糖濃度。

然而,這樣會形成一個惡性循環,施打的胰島素劑量會越來越多,患者的體重將不斷增加,但還是沒有解決造成胰島素濃度太高的根本問題。雖然注射額外的胰島素可在短期內幫助第二型糖尿病患者,讓他們進食後的血糖濃度降低,但從長遠來看,這樣卻會讓這些人的病情惡化。

此外,我們現在知道第二型糖尿病是一種發炎性疾病,更多的炎症(由血糖驟升引發的過程)會使病情變得更糟。

因此,吃東西食時若能減少葡萄糖攝入量,從而減少胰島素的分泌,這樣便可逆轉第二型糖尿病。2021 年時,有人檢視 23 項臨床試驗,結果清楚指出,逆轉第二型糖尿病最有效的方法就是讓血糖曲線平穩。這樣比吃低熱量或低脂肪飲食更有效(雖然這些做法也是有效的)。在一項研究中,第二型糖尿病患者改變了飲食,同時降低了血糖飆升的情況,短短一天之內就能將胰島素的注射量減少一半。(如果你正在服藥,請在嘗試本書訣竅之前諮詢醫生的意見。正

如你所見,變化可能會來得非常迅速。)

2019 年,美國糖尿病協會(ADA)開始宣揚要推廣讓血糖平穩的飲食,因為越來越多的證據指出,只要遵循這類飲食,就可以改善第二型糖尿病。第三部分會告訴各位如何讓你既能吃喜歡的食物,又能讓血糖平穩。

◆ 非酒精性脂肪肝病

以前只有酗酒的人才會得到肝病,但是到了 21 世紀,情況發生了變化。在 2000 年代後期,內分泌醫師羅伯特・路斯帝格(Robert Lustig)在舊金山執業時發現一項驚人的情況:有些病人出現了肝病的跡象,但他們並沒有酗酒。其實,有許多人都還不滿 10 歲。

他後來發現,果糖跟酒精一樣,只要過量就會導致肝病。身體為了保護我們,就會像對待酒精一樣,讓肝臟把果糖轉化為脂肪,以便將它從血液中去除。但是當我們反覆吃高果糖食物時,肝臟本身就會累積脂肪,這跟喝酒的情況一模一樣。醫學界將這種新病症命名為非酒精性脂肪肝病(non-alcoholic fatty liver disease,簡稱 NAFLD)或非酒精性脂肪肝炎(non-alcoholic steatohepatitis,簡稱 NASH)。這種疾病非常普遍:每四個成年人就有一個患有非酒精性脂

肪肝病。體重若是超重，這種情況就更為常見：超過70%的肥胖者會得到這種疾病。不幸的是，隨著時間的推移，情況會變得更糟，最終導致肝功能衰竭，甚至引發癌症。

如果想扭轉這種情況，需要讓肝臟休息一下，以便讓它消耗多餘的脂肪。你要降低果糖濃度並避免果糖進一步飆升。當我們讓血糖平穩時，自然可以達到這種效果（因為有果糖的食物就會有葡萄糖）。

◆ 皺紋和白內障

你知道為什麼有的人60歲，看起來就像70歲，有的人看起來卻像只有45歲嗎？那是因為我們可以改變衰老的速度，其中一種方法是讓血糖變得平穩。

上一章說過，血糖飆升會導致糖化作用，而糖化作用又會讓人衰老得更快，外表看起來更蒼老。

例如，當糖化作用轉化膠原蛋白分子時，它會降低分子的柔韌度。我們需要膠原蛋白去修復傷口以及生成健康的皮膚、指甲和頭髮。破碎的膠原蛋白會導致皮膚下垂和起皺紋。糖化作用越多，皮膚就越容易鬆弛，皺紋也會越多。說來很誇張，但事實就是如此。

糖化作用會發生在身體的任何部位；當它發生在眼睛

時，受損的分子就會聚集在一起，逐漸形成白內障，阻擋進入眼睛的光線。

科學知識，包括我在這裡分享的研究成果，都可以幫助各位解碼來自身體的訊息。花點時間檢查一下身體。你感覺如何？有哪個部位受傷了？哪些系統感覺遲鈍？難道你不想每天醒來時都神清氣爽嗎？

88% 的成年人血糖濃度都失調，你很有可能是其中之一，並且不知不覺就經歷了我剛才描述的血糖飆升的許多後果，包括從短期的副作用到長期的疾病。從長皺紋和冒青春痘到嗜吃食物、時常飢餓、有偏頭痛和感到憂鬱，再到睡眠不足、有不孕症和罹患第二型糖尿病，這些都是來自你身體的訊息。這些症狀非常普遍，但最近的研究指出，我們很可能逆轉它們。

第三部分將告訴大家如何開始逆轉的過程。你會學到飲食訣竅，不必放棄自己喜歡吃的東西就能穩定血糖曲線、重新了解自己的身體，同時逆轉疾病症狀。希望不久之後，大家每天醒來時都能神清氣爽，而這就事發生在伯納黛特身上的事情。接下來就要分享她的故事。

第三部分

如何讓血糖曲線平穩？

訣竅一
以正確的順序進食

某個禮拜二早上,陽光明媚,伯納黛特告訴我:「我只是調整了吃東西的順序,九天內就瘦了約 2.27 公斤。」

我們經常留意該吃什麼和不吃什麼,但你有沒有注意過該**如何**吃呢?其實,我們如何吃東西的方式會大幅影響血糖曲線。

由相同食物組成的兩頓飯(因此營養成分相同,熱量也相同)對我們的身體可能會產生截然不同的影響,至於如何影響,就是取決於我們如何吃這些食物。我讀到證明這一點的科學論文時大吃了一驚,尤其是 2015 年康乃爾大學(Cornell University)的一篇影響深遠的論文:「如果你按照特定順序去吃含有澱粉、纖維、糖、蛋白質和脂肪的食物,可以將整體血糖驟升幅度降低 73%,同時可以減少 48% 的胰島素驟升幅度。」無論你是否患有糖尿病,情況都是如此。

什麼是正確的進食順序?首先是纖維,其次是蛋白質和脂肪,最後才是澱粉和糖。根據研究人員的說法,這種進食

順序的效果足以媲美糖尿病藥物。2016 年的一項驚人研究更加證實了這項結果：兩組第二型糖尿病患者接受了為期八週的標準化飲食，一組被要求按照正確的順序進食，另一組則是隨心所欲吃東西。按照正確順序進食的患者，他們的糖化血色素值顯著降低，表示開始逆轉第二型糖尿病。另一組吃的食物和熱量完全相同，但沒有依照特別的順序，他們的狀況就沒有改善。

這是一項突破性的發現。

效果如此驚人，這和消化系統的運作方式有關。請將你的胃想像成一個水槽，把小腸想像成水槽下方的管道。

你吃的食物都會落到水槽裡，然後流到下方的管道，食物會在這裡被分解並吸收到血液中。平均每分鐘大約會有三卡路里的食物慢慢從水槽流向管道。（這個過程一般稱為胃排空。）

如果澱粉或糖先進入胃，就會很快到達小腸。它們會在這裡被分解成葡萄糖分子，然後快速進入血液，這樣會導致血糖驟升。碳水化合物吃得越多、吃得越快，葡萄糖產生的量就越多，讓血糖峰值變得越高。

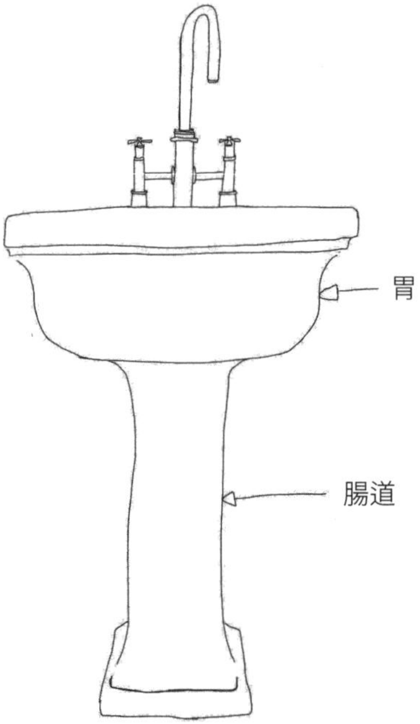

圖 H1-1 ｜將你的胃想像成一個水槽，而腸道則是水槽下方的管道。

假設你的餐盤上有義大利麵和蔬菜（青花菜，有人愛吃嗎？我超喜歡青花菜的），而你先吃了義大利麵，然後再吃青花菜。義大利麵屬於澱粉，會被你快速消化，轉變成葡萄糖。花椰菜會「坐在」義大利麵之上，慢慢等待去通過管道。

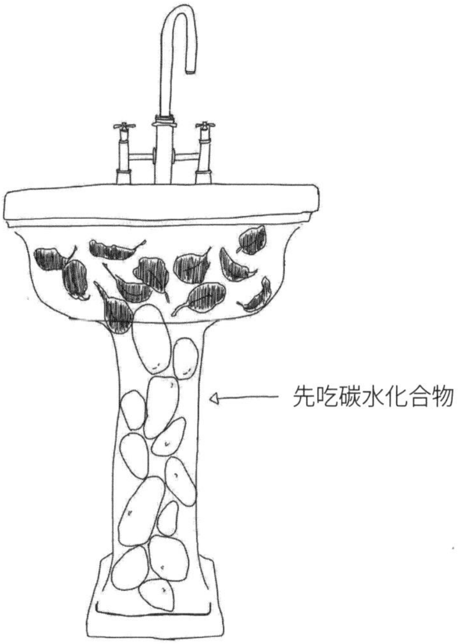

圖 H1-2｜當你先吃碳水化合物時，它們會不斷流入腸道。

然而，如果你**先吃蔬菜，再吃碳水化合物**，就會發生明顯的變化。

如果你選擇先嚼食青花菜。青花菜是一種蔬菜，含有大量的纖維，而纖維不會被消化系統分解成葡萄糖。纖維會從水槽直接下到管道……最後流到下水道，過程緩慢，但它不會改變。然而，還不只如此。

纖維有三種超能力：首先，它降低了 α 澱粉酶（alpha-amylase）的作用，α 澱粉酶是可以將澱粉分解成葡萄糖分子的酵素。其次，它會減緩胃排空的速度：當纖維存在時，食物從水槽流到管道的速度會更慢。最後，它會在小腸中形成黏稠的網狀物，讓葡萄糖更不容易進入血液。纖維藉由前面的機制，減緩了隨後落在水槽中葡萄糖被分解和吸收的速度，因此可以讓血糖曲線平穩。

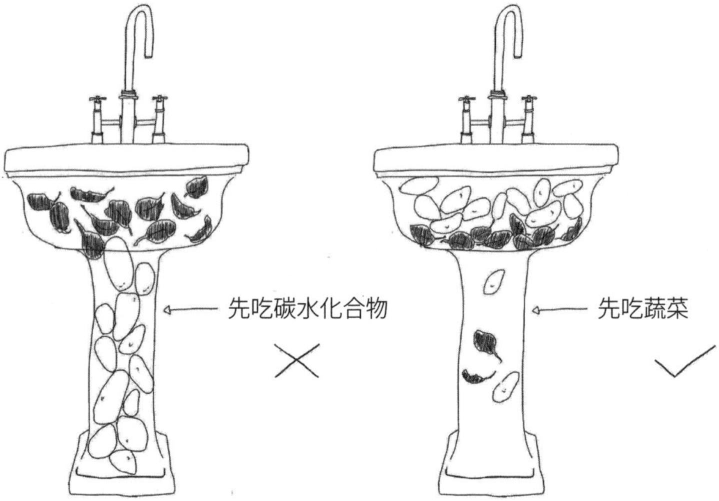

圖 H1-3 ｜ 先吃蔬菜再吃碳水化合物，可以大幅減緩葡萄糖進入血液的速度，血糖就不會快速驟升。

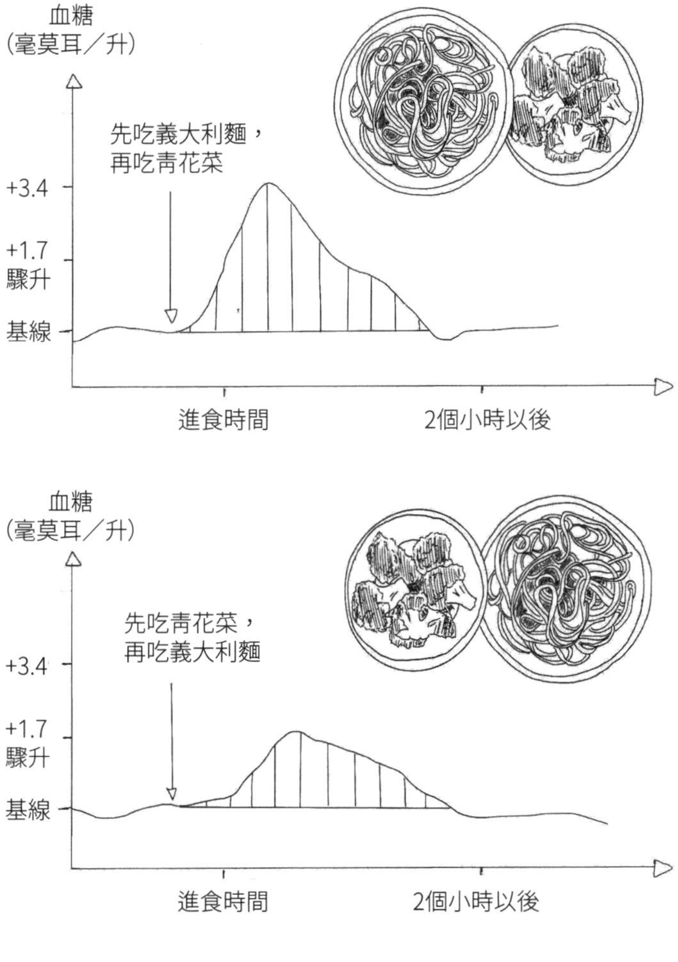

第三部分　如何讓血糖曲線平穩？ | 119

血糖
(毫莫耳／升)

先吃義大利麵，
再吃青花菜

+3.4
+1.7
驟升
基線

進食時間　　　　2個小時以後

血糖
(毫莫耳／升)

先吃青花菜，
再吃義大利麵

+3.4
+1.7
驟升
基線

進食時間　　　　2個小時以後

圖 H1-4 ｜這兩餐的食物完全相同，但先吃蔬菜再吃澱粉時，血糖曲線就會平穩，血糖驟升的副作用也比較小。

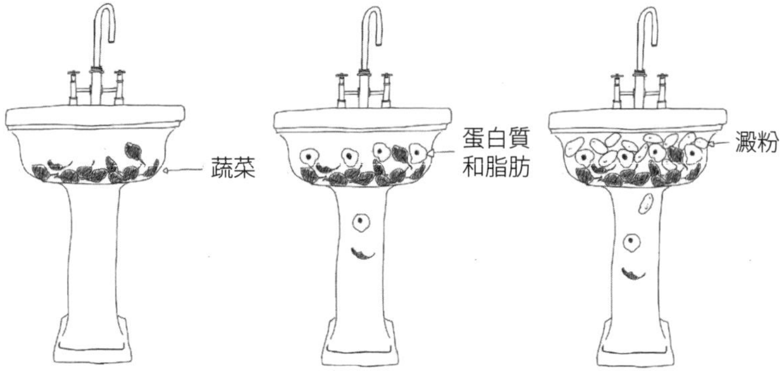

圖 H1-5 ｜ 正確的進食順序：先吃蔬菜，再吃蛋白質和脂肪，最後才吃澱粉（碳水化合物）。

　　我們先吃纖維再吃澱粉或糖，就會減少澱粉或糖對身體的影響。我們仍然可以大快朵頤，卻能大幅減少負面影響。

　　為了說明進食順序對血糖驟升的影響，我們以俄羅斯方塊來做比喻：緩慢下降的方塊比快速下降的方塊更容易排列。當我們以正確的順序進食時（首先是蔬菜，其次是蛋白質和脂肪，最後是碳水化合物），我們不僅讓方塊的速度變慢，甚至減少了方塊的數量，這得歸功於纖維在腸道建構的網狀物。葡萄糖進入血液的速度越慢，血糖曲線就越平穩，身體就會感覺越舒服。我們可以享受完全相同的食物，只要最後才吃碳水化合物，我們的身心健康就會大大地不同。

更重要的是，當我們按正確的順序進食時，胰臟會分泌更少的胰島素。正如第二部分所說，胰島素減少，我們就能更快回到脂肪燃燒模式，結果也就可以順利減重。

伯納黛特的故事

伯納黛特沒有糖尿病，但她一直在使用這種訣竅（以正確的順序進食），不是因為她想減重（伯納黛特的女性朋友告訴她，停經以後增加的體重是不可能減掉的），而是想要讓身體感覺更舒服。

幾年前，她突然不想減重了，因為她懶得去計算卡路里。她嘗試過間歇性斷食，可惜沒有效果。

伯納黛特現在已經57歲了，她整天都精神不濟。每天下午，就像上了發條一樣準時，她在進行日常工作時會感到很疲倦，不得不看一眼公司的地板、銀行或咖啡店，然後想著：如果我能躺在那裡，就可以好好睡上一覺。為了撐過下午，她會吃巧克力棒，但是到了晚上該睡覺的時候，又會因此失眠，凌晨四點左右就會醒來。

伯納黛特看了「血糖女神」的IG以後，才了解什麼是血糖驟升。她不知道自己是否真的會這樣，但決定嘗試這

個訣竅,看看是否會對自己有效。她第二天要在廚房吃午餐時,桌子上放著她常吃的三明治食材,她突然想起「先吃蔬菜,其次是蛋白質和脂肪,最後才是碳水化合物」的訣竅,於是心想:嗯,我不要把所有的東西都堆在一起做三明治來吃,我可以先吃沙拉和醃黃瓜,再吃鮪魚,最後才吃烤麵包。她把每樣食材個別放在盤子裡,然後吃她最新的「被解構的三明治」。伯納黛特只固定吃某些食物,最喜歡晚餐吃牛排配蔬菜和義大利麵。所以她那天就先吃蔬菜和肉,最後才享用義大利麵。她完全沒有改變她吃的食物數量,只是改變進食的順序而已。

讓伯納黛特大吃一驚的是,她隔天醒來時精力充沛,她數個月以來第一次有這種感覺。她拿起手機查看時間,竟然是早上 7 點,比她平常醒來的時間晚了好幾個小時。我知道這一切聽起來很誇張,伯納黛特也這麼認為。她非常興奮,所以她繼續解構餐食,吃晚餐時最後才享用義大利麵。

三天以後,伯納黛特不但精力充沛,也不會想睡午覺了。她感覺比過去幾年好多了。當她後來逛超市時,不像往常那樣會去買很多巧克力棒,反而覺得沒有必要買任何東西。她說:「這真是太棒了!」

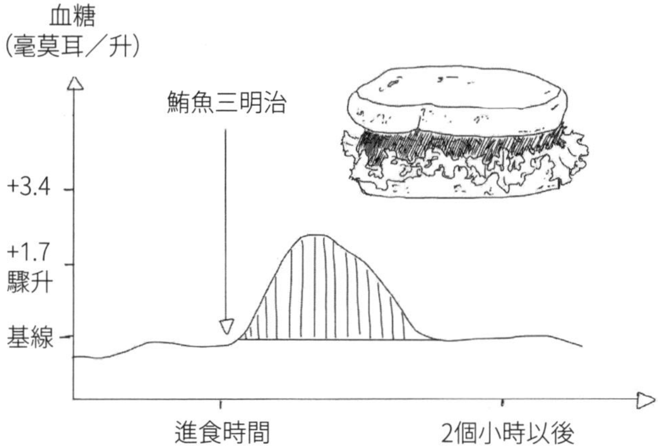

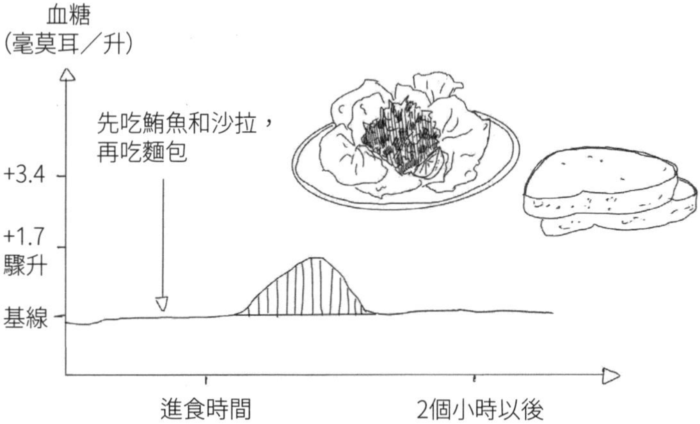

圖 H1-6 │ 解構一份三明治，最後才吃麵包（澱粉），這樣就能抑制血糖驟升，而且不會到了下午 3 點血糖直線下降以後，整個人便昏昏沉沉的。

> 試著這樣做：當你下次吃飯時，先吃蔬菜和蛋白質，最後才吃碳水化合物。在這樣做以後，比較一下你當下的感覺和以前餐後的感覺有什麼不同。

發生了什麼事？

伯納黛特改變飲食順序以前，會有午餐以後出現低血糖的症狀，所以她才會想打個瞌睡，她的大腦便發出了善意但錯誤的訊號：妳體力不足，該吃點東西。因此，伯納黛特會馬上去吃一條巧克力棒。她的血糖濃度會立刻回升，然後很快又會下降，血糖就像是坐了一趟雲霄飛車。

當伯納黛特改變吃東西的順序以後，引起的血糖峰值比較低，因此下降情況也不明顯。她到了下午就不會感到又餓又累，也就是血糖搭的雲霄飛車緩緩停了下來。

她的情況是有道理的：康乃爾大學的研究團隊表示，如果我們以錯誤的順序進食（先吃澱粉和糖），飢餓素（ghrelin，讓人產生饑餓感的激素）會在兩小時後恢復到餐前的濃度。如果我們以正確的順序進食（最後才吃澱粉和糖），飢餓素則會被抑制得更久（研究人員的測量時間沒有超過三個小時，但從趨勢看來，我認為應該會持續五到六個小時）。

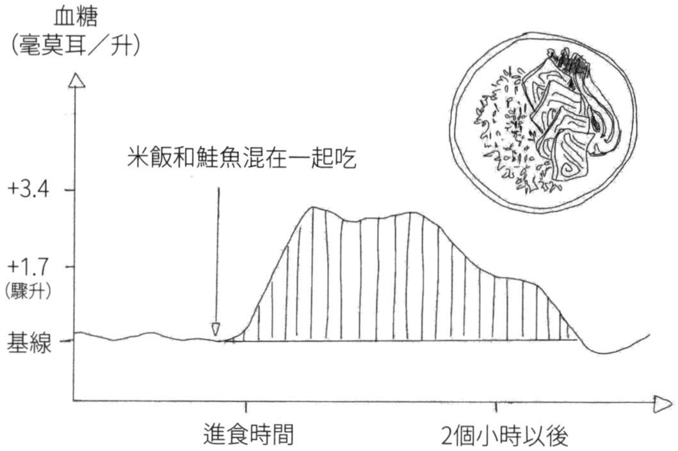

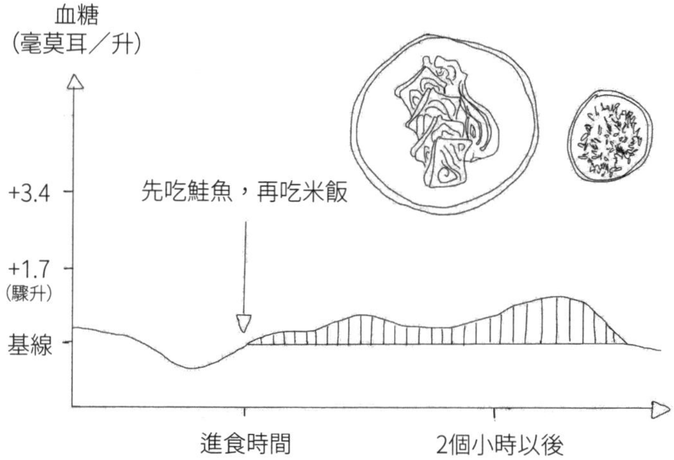

圖 H1-7｜即使不吃蔬菜，「解構」餐點和最後才吃碳水化合物也有益身體健康。這樣就能讓血糖曲線明顯變得平穩，不會再增加體重，也能減少食慾且不再精神不濟，甚至還能降低血糖濃度，以免長期下來產生副作用而傷身。

這項研究還指出，停經的婦女用餐以後血糖峰值較低，就比較不會失眠。更重要的是，只要我們睡得更好，就會做出更好的選擇，也更容易去做有益健康的事情。伯納黛特就有這種感覺，所以她到了下午，就會去散步。

伯納黛特輕鬆改變了生活方式，她九天以後發現牛仔褲竟然變寬了。她跳上了磅秤一秤，嚇了一跳，體重減少了2.27公斤。她停經以後變胖了，但她在短短的一個多星期，毫不費力便甩掉了將近三分之一的肥肉。

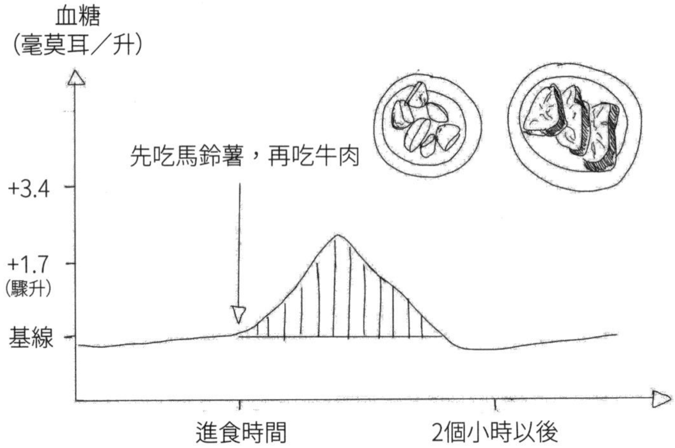

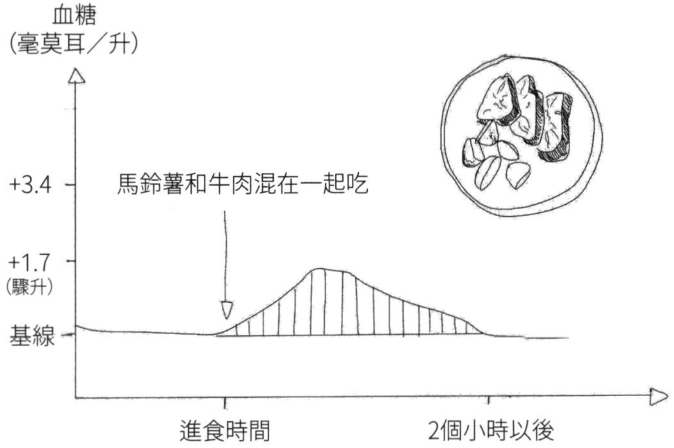

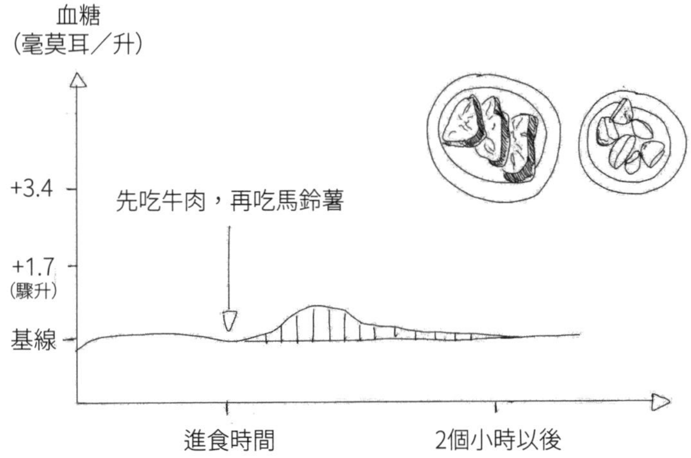

第三部分　如何讓血糖曲線平穩？ | 127

血糖
(毫莫耳／升)

+3.4
馬鈴薯和牛肉混在一起吃

+1.7
(驟升)
基線

進食時間　　　　2個小時以後

血糖
(毫莫耳／升)

+3.4
先吃牛肉，再吃馬鈴薯

+1.7
(驟升)
基線

進食時間　　　　2個小時以後

圖 H1-8 ｜ 先吃馬鈴薯會導致最大的血糖峰值。如果將馬鈴薯和肉混在一起吃，就會好一點。首先吃肉，把碳水化合物留到最後，這樣最能穩定血糖濃度。

請記住，我們在身體這個駕駛艙中，能做的有效的事情，就是讓血糖操縱桿進入正確的位置，其結果通常會令人驚訝，例如意外減輕體重。如同各位所見，吃東西時只要按照正確的順序用餐，就會達到很棒的效果。

◆ 我以為應該單獨吃水果，否則它會在我們的胃裡腐爛？

當我談論前面的訣竅時，經常被問到一個和水果有關的問題。雖然水果含有纖維，我卻把它歸類為「糖」，因為水果的主要成分是葡萄糖、果糖和蔗糖（亦即糖）。因此，應該最後吃水果。然而，有人會問：「最後吃水果的話，水果會不會在胃裡腐爛？」簡短的答案是：不會。

這種錯誤的觀念可以追溯到文藝復興時期，大約是在發明印刷機的時候。當時有些醫生會叫人絕對不要在吃完飯後吃生的水果，因為它會「浮在胃中溶液的頂部，腐爛以後會產生有毒的氣體，這些有毒氣體會進入大腦，破壞全身系統」。

言之鑿鑿，但沒有任何證據支持這種論點。

當細菌附著在食物上並開始分解食物來生長時，食物就會開始腐爛。如果把草莓放在冰箱裡太久，上頭會長出白色和綠色的斑點，這就是細菌滋生的跡象。首先，食物要放

幾天或幾個禮拜才會開始腐爛。消化水果大約只需要幾個小時，時間這麼短，不會發生腐爛的現象。

其次，胃是處於酸性環境（pH 值為 1 到 2），pH 值只要低於 4，就可以抑制細菌生長（因此不會腐爛）。食物不會在胃裡腐爛，事實上胃和食道是整個消化道中細菌最少的地方。

文藝復興時期醫生的說法不正確。綜觀整個歷史，有許多文明早已採取「正確的進食順序」：在羅馬時代，人們吃飯時通常會先吃雞蛋，最後才吃水果。在中世紀的歐洲，宴會結束時才會送上水果，以便「關閉消化」（close up digestion）。如今，大多數國家或地區的百姓都會在結束用餐時吃甜點。

平心而論，也許公元 1300 年代的醫生建議人要單獨吃水果時並沒有完全胡謅。有些人告訴我他們必須單獨吃水果，否則會感到身體不適，例如腹脹或脹氣。做什麼事，都得聆聽我們身體的反應。最後吃澱粉和糖是正確的，但這樣做若是會讓你感到不適，那就另當別論了。

◆ **每種食物的進食間隔是多久？**

有不少臨床研究設定了各種時間——0 分鐘、10 分鐘

和 20 分鐘，無論間隔多久，效果似乎都一樣。只要最後才吃澱粉和糖，即使不停地吃東西，血糖曲線也是平穩的。我吃完一種食物類別以後，會接著吃另一種食物（伯納黛特也是）。

◆ 如果沒有吃任何澱粉或糖，會發生什麼事？

如果餐點不含澱粉或糖，血糖自然不會驟升（某些蛋白質也會轉化為葡萄糖，但轉化速率遠低於碳水化合物）。話雖如此，先吃蔬菜，再吃蛋白質和脂肪，仍然會有益於身體健康。

◆ 我必須一直遵循這種做法嗎？

只要方便的話，盡量使用本書的訣竅，但一切都要看你自己。我會盡量按照正確的順序飲食。如果我吃的是咖哩或西班牙海鮮燉飯，裡頭的蔬菜、蛋白質、脂肪和碳水化合物都混在一起，很難分開個別成分，我不會因此而苦惱，有時就先吃幾口蔬菜，然後把剩下的菜混著吃。

最重要的是，**盡量晚一點吃澱粉和糖**。注意這個細節對你很有好處：如果先吃蔬菜，然後將澱粉、蛋白質和脂肪混著一起吃，仍然可以讓血糖曲線更平穩，總是會比最後吃蔬

菜要好的多。

你不必煞費苦心,將廚師的招牌菜分成個別食材,只要量力而為即可,反正原則就是最後才吃會轉變為葡萄糖的食物。先從蔬菜和綠色食物開始,然後是脂肪和蛋白質,最後才吃澱粉和糖。你餓的時候會想猛吃碳水化合物,但如果能善用這項訣竅,以後就能抑制嗜吃碳水化合物的慾望。

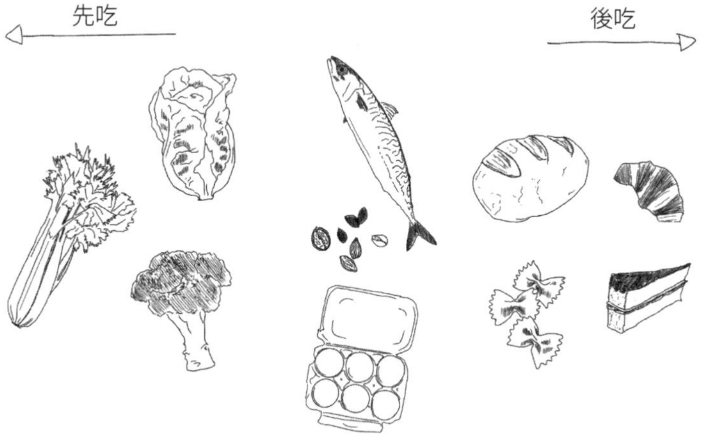

圖 H1-9 │讓我們回顧一下進食順序。

我根據科學理論,喜歡吃最先上沙拉的餐點。可惜,我們出外用餐時,很難會做得到這點:餐廳可能會在出正餐以前先送上麵包。你根本不能先吃澱粉,這樣會讓血糖驟升而

無法控制,然後血糖濃度又會立即下降。如此一來,你只會更想吃澱粉類的食物。

　　我現在搞清楚了。如果要讓客人光顧我的餐廳時吃得更多,就先給他們送上麵包。

訣竅二
用餐前先多加一道綠色蔬菜

　　我知道，你閱讀上面的標題時可能在想：第一個訣竅要人先吃蔬菜，這個訣竅不也一樣。不是的！這個訣竅強調的層次不同。我說的是在主餐前**額外**加一道蔬菜。你會吃得比平常更多，讓血糖曲線平穩（下一個訣竅會告訴你為什麼加入這些熱量有好處）。

　　我們現在的目標，是要讓食物回到加工以前的模樣：含有澱粉和糖分的食物一定帶有纖維。只要餐前多吃綠色蔬菜，就能補回原先丟失的纖維。

潔思的故事

　　幾年以前，我終於送給媽媽長久以來她一直想要的禮物：一張卡片，上面寫著：「我的天哪，我媽說的都沒錯！」

　　老實說，我媽每天早餐吃家樂氏麥米片和柳橙汁是不對的，但她做的其他事情都是對的，例如她會整理郵件、不

買需要乾洗的衣服（因為我永遠抽不出時間把它們送去乾洗），以及每個月要清理冰箱一次。當我讀大學而第一次離家時，我沒有聽她的話，當然也就不會去清理廚房。

我們年紀越大，經常會發現父母的建議是有道理的。當我研究血糖驟升背後的原理時，我發現許多研究指出，某些可讓血糖曲線平穩的建議就是老一輩的人叫我們做的事。

潔思也明白了相同的道理。

潔思在瑞典的鄉村長大，母親是黎巴嫩人，父親則是瑞典人。她的爸媽很忙，不僅都有全職工作，還得照顧五個小孩。但不管他們有多麼忙，潔思一家人每天晚上都會一起吃飯，而第一道菜必定是一大份沙拉。

潔思後來離家前往哥特堡當中學老師，這是她人生的第一份工作。她就像我一樣，不想照著以前老家的生活方式過日子。潔思每天只在公寓和學校之間來回往返，忙著上課和改作業，還得在截止期限以前完成交辦的事情，不僅如此，她還要和別人社交。因此，潔思根本沒時間考慮該吃什麼。她通常會在下班回家的路上經過雜貨店時，買一盒義大利麵當晚餐。如果有吃剩的麵，她會打包起來，當作隔天的午餐。

潔思不知不覺便徹底改變了自己的飲食習慣。她以前只會把巧克力當作甜點來吃，現在卻愛上了甜食。她會十分期

待休息時間，這樣便能去咖啡店買一塊蛋糕來品嚐。她每天都要吃零食，否則就會精神不濟，很難撐過一天。當老師負擔很重，她要投入很多時間，因此感到很疲累，每隔幾個小時都要吃點甜食，才能保持活力。

幾個月過去了，潔思越來越愛吃甜食。如果她不是正在吃甜點，就是想著要吃甜點。她嗜吃甜食的慾望失控了，其實她被這種慾望控制了。潔思的意志力非常薄弱，克制不了吃甜食的衝動。因此，她開始發胖，額頭長了青春痘，月經也不規律。她感覺身體很糟，不明白自己為什麼一直想吃甜食，也不知道大腦和身體出了什麼問題。

有一天下午，在潔思平常吃點心的時間之前，她要求學生打開生物學課本第 10 章〈新陳代謝〉。她談到人體如何從食物獲取能量，特別是我們吃下碳水化合物時，會發生什麼事。這是一堂關於葡萄糖的課程。

當她瀏覽教材內容時，突然想到或許可以從中幫助自己。就剛好在那個禮拜，某位同事偶然向她提起 IG 的「血糖女神」。潔思突然就在想：問題是在血糖嗎？我是否在不知不覺中讓血糖飆升？是不是因為這樣，我才會一直想吃巧克力，而且總是感到很累？

潔思很快就注意到兩件事：（1）她餓的時候，總是先

吃碳水化合物；（2）她飲食不均衡：午餐和晚餐大多吃澱粉類食物。她知道身體正在告訴她一些訊息：事情有點不對勁了。沒錯，她的血糖在坐雲霄飛車，一直上下劇烈起伏。

我們知道，為了讓血糖曲線平穩，吃澱粉類食物以前要先攝取纖維、蛋白質和脂肪，這才是關鍵。潔思明白這點以後，決定恢復老家的傳統：每天晚上的第一道菜就是大份的沙拉。她是吃傳統的黎巴嫩蔬菜沙拉（fattoush）長大的，所以開始自己做菜：將切碎的甜椒、黃瓜、番茄、蘿蔔、萵苣、一把香芹和青蔥混合在一起，並用橄欖油、鹽和大量的檸檬汁調味。

纖維越多越好

平均而言，英國人的纖維攝取量幾乎不夠：每日攝取平均的纖維量只有應攝取量的一半。美國也只有5%的人達到建議的每日攝取量，也就是每天攝取25公克。美國政府把纖維稱為是「攸關民眾健康的營養素」。正如本書第一部分所說，纖維會在日常飲食中消失，主要的原因是食品加工。

纖維存在於植物結構裡頭，樹葉和樹皮富含纖維。除非你是吃木頭的白蟻（如果是這樣，你竟然識字，真是讓我刮

目相看！），否則你攝取的纖維大多來自豆類、蔬菜和水果。

纖維這種植物生成的物質對人體非常重要：它可以餵養我們腸道的益菌，增強我們的微生物群系，降低我們的膽固醇，確保身體運作一切正常。多吃水果和蔬菜，有益健康，好處多多，原因之一就是可以攝取纖維。

上一章提過，出於多種原因，纖維可以幫助我們穩定血糖濃度，主要是它能在腸道形成黏稠的網狀物。這個網狀物會讓腸道內壁減緩並減少吸收食物分子。這會如何影響我們的血糖曲線？首先，我們吸收的熱量更少（下一個訣竅會討論熱量）。其次，身體系統存在纖維，就會減少吸收葡萄糖或果糖分子。

好幾項科學研究都證明了這一點。例如，在 2015 年的一項研究中，紐西蘭的科學家提供兩種麵包給受測者：一種是普通的麵包，另一種是每份富含 10 克纖維的麵包。科學家發現，受測者因為額外攝取了這些纖維，血糖峰值降低了 35% 以上。

說到麵包，如果你吃麵包時也想讓血糖曲線維持平穩，就得知道下面的資訊：不要吃聲稱含有「全麥」的麵包，這些麵包的纖維含量不會比傳統的「白」麵包多出太多；要買以天然酵母製作、質地細密的深色黑麥麵包。這是一種傳統

的德國麵包，通常被稱為種籽麵包（seed bread）或裸麥麵包（pumpernickel），纖維含量最為豐富。

圖 H2-1 ｜ 纖維有益身體健康。想要吃富含纖維的麵包嗎？
吃德國麵包就對了！

然而，即使吃這種深色麵包，也不是多吃纖維的最好方式，因為麵包含有澱粉，所以會增加飲食中的葡萄糖。要怎樣攝取纖維才更好呢？答案是多吃綠色蔬菜，因為蔬菜含有許多纖維，但只有少量的澱粉。

我們知道，多攝取纖維對身體有益，而且在吃別的食物之前就要先吃纖維（請參閱上一個訣竅）。因此，餐前多加一道綠色前菜，就會大幅讓血糖曲線變得更為平穩。

綠色前菜的份量應該準備多少呢？你喜歡吃多少，就準備多少。我覺得和後續吃的碳水化合物比例最好是一比一。

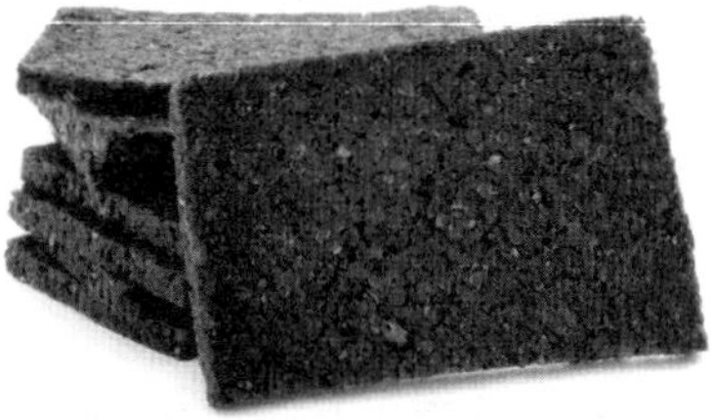

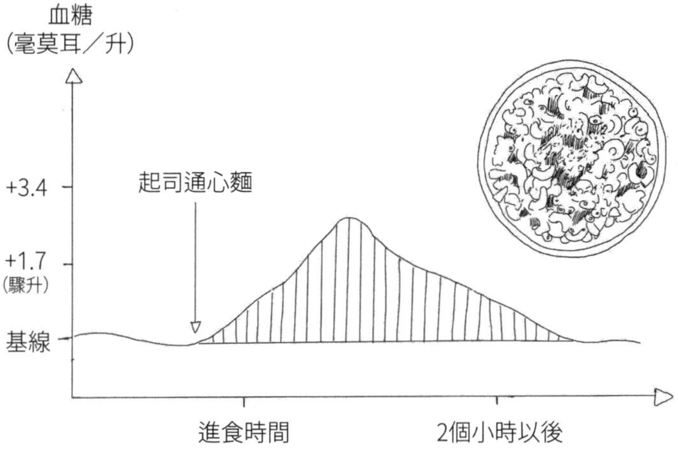

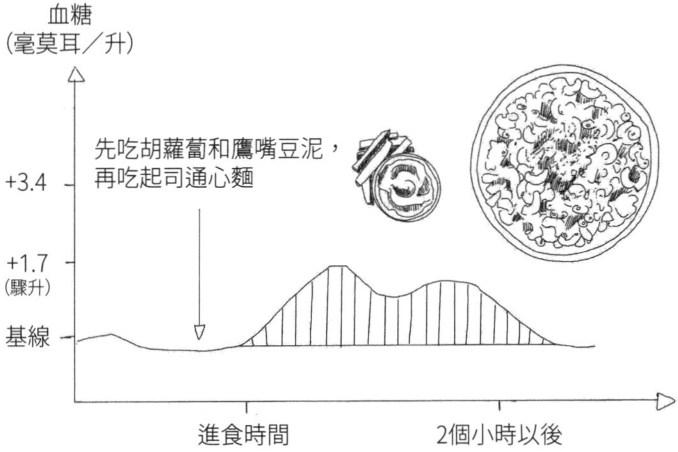

第三部分　如何讓血糖曲線平穩？ | 139

血糖
(毫莫耳／升)

+3.4 ── 起司通心麵

+1.7
(驟升)

基線

進食時間　　　2個小時以後

血糖
(毫莫耳／升)

先吃胡蘿蔔和鷹嘴豆泥，
+3.4 ── 再吃起司通心麵

+1.7
(驟升)

基線

進食時間　　　2個小時以後

圖 H2-2｜任何蔬菜都可以當作前菜，包括非綠色蔬菜，好比胡蘿蔔。你也可以加入一些豆類，例如鷹嘴豆泥或扁豆，因為這些豆子也富含纖維。

下面是我的最愛：兩杯菠菜、五顆洋薊心、醋和橄欖油。我小弟的首選則是將一大條生胡蘿蔔切片後，搭配鷹嘴豆泥（雖然不是綠色蔬菜，但仍然以蔬菜為基底，而這正是我們需要的）。本章後頭會跟大家分享更多的食譜。

世界各地的傳統飲食無不反映了科學觀點：在伊朗和中亞國家，人們用餐以前會先吃一大把新鮮的香草。地中海區域的居民在吃飯前通常會先吃蔬菜：義大利人的前菜是醃製的茄子和洋薊；法國的蔬菜沙拉（crudité）包含切片蘿蔔、四季豆和菊苣；從土耳其、黎巴嫩到以色列，人們吃的塔布勒沙拉（tabbouleh）則是混合切碎的香芹與成熟的番茄和黃瓜。加入綠色前菜，可以讓我們的血糖曲線平穩。只要血糖濃度不上下劇烈起伏，就可以維持更久的飽足感，不會吃完飯幾個小時以後就會因為血糖下降而又想吃東西。

讓我們再看看潔思的情況。

潔思每晚都會在餐前加入黎巴嫩蔬菜沙拉作為前菜，然後仍然像往常一樣吃一碗義大利麵。現在她的身體發生了一些變化：她的身體原本會拚命吸收葡萄糖，現在則是溫和攝取葡萄糖。血糖飆升的情況變得比較不明顯，隨後的血糖降低情況也比較不顯著。

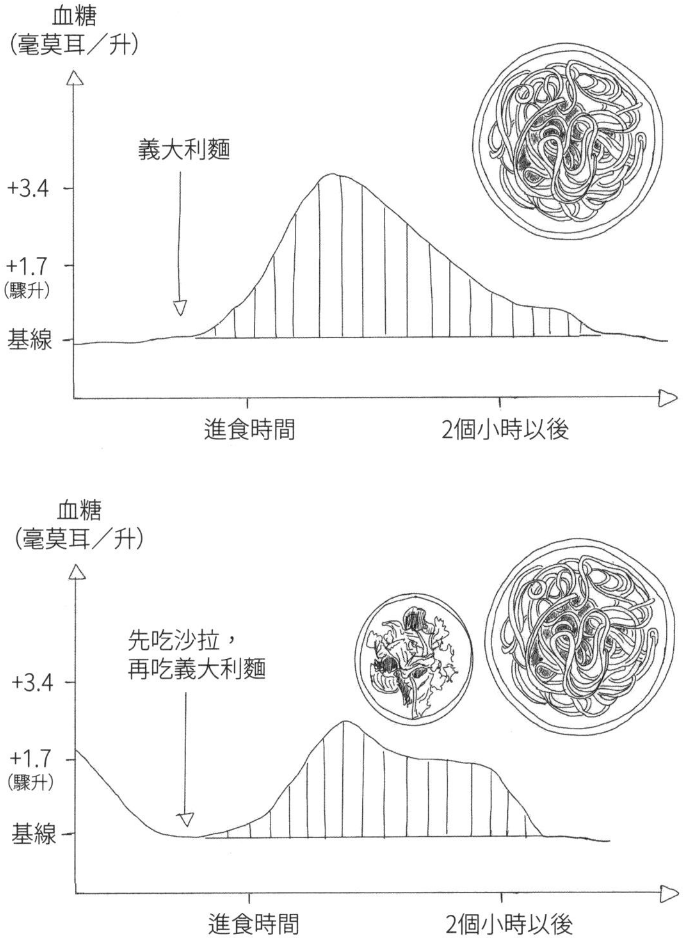

第三部分 如何讓血糖曲線平穩？ | 141

圖 H2-3 │ 潔思先前不知道自己吃下義大利以後，體內血糖就會坐雲霄飛車。她後來在每頓飯前加入一份沙拉，血糖曲線就變得比較平穩了。她現在比較能控制嗜吃的慾望，意志力又回來了。

潔思很快就感覺身體變好了。首先，她最驚訝的是，即便她不吃東西，也可以堅持更久的時間。她吃過午飯以後，一直到下午 5 點都還有飽足感，而不會在下午 3 點就感到飢餓。她變得更為敏銳，對學生也更有耐心。她發現自己會在快步經過走廊時向同事面露微笑。血糖曲線穩定以後，她就不再一直感覺飢餓，情緒也更加穩定了。

　　大約 10 天以後，潔思就不再想吃零食了。讓她大吃一驚的是，到了喝咖啡的休息時間時，當她經過當地的麵包店時，心裡想著：「嗯，店裡的蛋糕看起來很好吃」，卻絲毫沒有想吃蛋糕的衝動。她以前有吃甜食的習慣，但現在不會再有吃甜食的衝動。她不再需要去壓抑自己的對食物的慾望，因為這種慾望已經消失了。她恢復了意志力，其實，這感覺比較像是一種超能力。

　　當我們讓血糖曲線平穩以後，通常會感到愉快，這是我們料想不到的。就像伯納黛特一樣，潔思不費吹灰之力就減重了。她已經從 83.01 公斤減到 73.9 公斤，總共減掉了將近 10 公斤。她這麼告訴我：「我只想讓身體的血糖穩定，結果其他一切都到位了。」潔思不僅月經恢復正常、青春痘也消失了，就連睡眠也改善了。她整個人感覺神清氣爽。

> 試著這樣做：想一想，你最喜歡吃什麼蔬菜或沙拉。用心準備這些餐點，在午飯和晚飯前吃，持續維持一個禮拜。觀察一下你對食物的慾望以及這些慾望是否改變。

◆ 前菜和主菜需要間隔多久？

根本不需要等待，只要按照順序吃即可。如果你真的要等待，盡量不要吃完綠色前菜以後，隔了好幾個小時才吃主餐，因為纖維通過胃並進入小腸前端所需的時間大約是兩個小時。例如，如果你中午吃沙拉，下午1點吃米飯的話，沙拉裡頭的纖維仍然能夠減緩米飯造成的血糖驟升。不過，如果你中午吃沙拉，下午3點才吃米飯，那就沒有效果了。

◆ 我需要吃多少蔬菜？

有吃蔬菜總比沒吃要好，而且吃越多越好。目前沒有人研究過理想的比例，但我會吃與澱粉相同份量的蔬菜。

如果沒空做沙拉，我會吃兩顆罐裝的棕櫚心或兩顆提前烤好放在冰箱裡冷凍的花椰菜。雖然比例不是一比一，但還是會有點效果，總比飯前完全不吃蔬菜要好。

◆ 哪些食物可視為綠色前菜？

只要是蔬菜都算是綠色前菜，包括烤蘆筍到甘藍沙拉、烤櫛瓜和磨碎的胡蘿蔔。另有洋薊、茄子、青花菜、抱子甘藍、萵苣、豆苗、芝麻菜和番茄，還有莢果、豆類和具黏性的食物，例如納豆。吃越多蔬菜越好。

順便說一句，蔬菜可以生吃或煮熟再吃，但不要榨汁或搗碎，因為這樣會破壞纖維（好比打成果汁），或者瞬間消失殆盡（打成馬鈴薯泥）。湯品則另當別論。各位還記得我媽從超市打電話給我，問我某個食物是「好」或「壞」時我是如何回答她的嗎？答案是相對的。湯就是很好的例子。湯品是很棒的菜餚，富含營養和維生素，喝湯也會給人飽足感，因此湯品是你可以在餐廳點的一道健康前菜。不過，跟吃下一整顆蔬菜相比，湯品並不會更有益健康。從商店購買湯品時也要小心：湯底成分通常是馬鈴薯，喝下肚子以後會分解成澱粉。

◆ 最容易上手的是哪一道菜？

到超市買一袋菠菜，將 3 杯菠菜倒入碗中，加入 2 湯匙橄欖油、1 湯匙醋（任何醋都行，只要你喜歡）、鹽和胡椒粉，然後在上面撒一把攪碎的菲達起司（feta cheese）和烤堅果。

（其實，在綠色前菜中加點蛋白質和脂肪很不錯。）你還可以根據自己的喜好添加松子青醬、磨碎的帕馬森起司和一些烤過的種子。這道菜很容易準備，你也應該會覺得很好吃。這不是在做飯，只是混合各種食材而已。

小心現成的調味料，因為它們通常會包含糖和許多植物油。最好按照上述油和醋的比例，從頭開始製作簡單的調味料。我每個星期天都做一批調味料，然後把它放在冰箱裡冷藏，可以供一整個禮拜使用。

下面是一些更容易準備的食物：

- 幾片剩下的烤蔬菜

（重要秘訣：我經常烤一批青花菜或花椰菜，然後放在冰箱裡備用）

- 幾口醃漬的蔬菜
- 切片小黃瓜配酪梨醬
- 切片番茄搭配一兩片莫札瑞拉起司
- 小胡蘿蔔搭配鷹嘴豆泥
- 四顆罐裝的醃漬洋薊
- 兩顆罐裝的棕櫚心
- 兩根罐裝的白蘆筍

◆ 在餐廳用餐時該注意什麼？

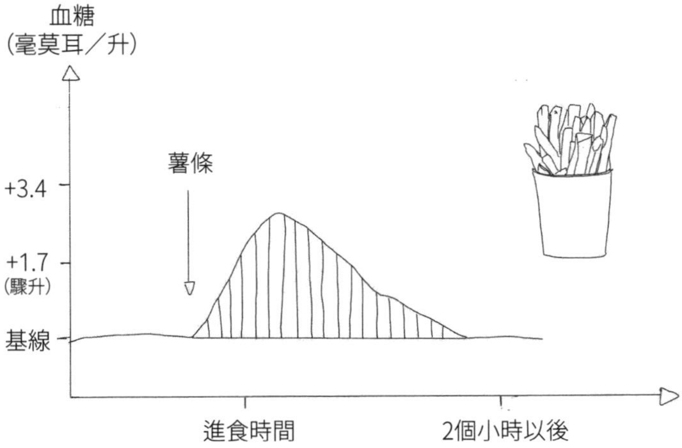

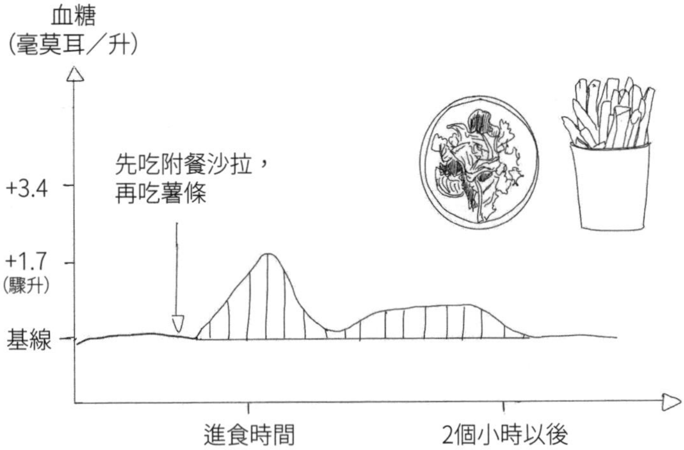

血糖
（毫莫耳／升）

+3.4

+1.7
（驟升）

基線

薯條

進食時間　　　2個小時以後

血糖
（毫莫耳／升）

+3.4

+1.7
（驟升）

基線

先吃附餐沙拉，
再吃薯條

進食時間　　　2個小時以後

圖 H2-4 ｜當你在餐廳用餐且不點前菜時，最好點主菜的附餐是佐以橄欖油和醋的沙拉。點這個餐點，然後先吃附餐。

如果跟我聚餐的人要點前菜,我會點一份沙拉。如果我們不點前菜,我就會點附餐為蔬菜的主菜(例如簡單的蔬菜沙拉配上橄欖油和醋、清蒸四季豆或炒菠菜),然後先吃附餐再吃其他餐點。當我吃完蔬菜以後,才會開始吃主菜或麵包。

◆ **該怎麼處理卡路里呢?**

你問得好。下一個訣竅會更深入討論這點。請你先繼續讀下去!

◆ **營養補充品可以取代綠色前菜嗎**

全天然食品總是勝過營養補充品。但是,如果你正在尋找能夠幫助你減少餐後血糖飆升的補充品,你可以在我的網站 www.antispike.com 上找到。這款補充品中的分子可以幫助你減少高達 40% 的餐後血糖飆升狀況。

◆ **把脂肪(來自沙拉)加入碳水化合物不是會讓人變胖嗎?**

這是錯誤的觀念。訣竅十〈為碳水化合物穿衣服〉會更深入討論這點。

爲各位介紹古斯塔沃和他的好朋友青花菜

　　世界各地的人們在日常生活中使用這些訣竅時，經常會發揮創造力。他們居住在不同的國家，會根據隨手可得的食材來發揮，結果總是讓我印象深刻。我想舉古斯塔沃的例子來說明這個訣竅如何幫助他，因為這個案例特別實用。

　　古斯塔沃住在墨西哥，是一名推銷員。在他 50 歲時，身邊有兩位熟識的人因為同一種疾病而過世：他的父親死於第二型糖尿病，接著是比他年輕幾歲的同事，也死於糖尿病併發症。這對他是一個警訊。古斯塔沃不想病死，他希望自己能健健康康多活幾年。

　　古斯塔沃（還）沒有被診斷出糖尿病，但他知道自己的體重嚴重超標。當他發現人在得到糖尿病之前，可能會有數年的時間血糖一直飆升時，他非常確定自己跟父親一樣，遲早會罹患糖尿病。

　　話雖如此，他知道糖尿病不僅和基因有關：即使父母患有糖尿病，子女也不一定就會得到糖尿病。雖然有這種 DNA 會讓人更可能罹患糖尿病，但生活方式才是人是否會得這種疾病的主因。

　　古斯塔沃發現「血糖女神」社群以後，了解血糖和糖尿

病之間有關聯，於是準備開始改變，但讓他頭痛的是社交生活：古斯塔沃外出吃飯時，會跟著聚會伙伴一起吃很多的澱粉和糖類。他想改變飲食習慣，但朋友都會奚落他：「你幹麼點沙拉？你在節食嗎？」

於是他想出了一個妙招：出去吃飯之前，先在家裡自製一大盤烤青花菜，蘸著鹽和辣醬吃。

他事先把肚子塞滿青花菜，等他到達餐廳時，肚子並不會餓，所以不會去吃桌上的麵包。不管怎樣，他現在吃下的澱粉和糖類都會被青花菜所抑制。他的血糖不會驟升得那麼厲害，身體不會釋放那麼多胰島素，身體的炎症情況也會減少、細胞損傷更少，這一切都讓他更遠離了第二型糖尿病。

古斯塔沃這樣控制血糖，18 個月以後，體重就減輕了約 40 公斤。後續的章節還會提到他運用哪些方法。當我和古斯塔沃通電話時，他很高興地告訴我，說他覺得自己比以前還要年輕。他現在輕輕鬆鬆就能跑 8 公里，這是他以前一直夢寐以求的事情。古斯塔沃除了改善了身體狀況，還說他比以前都更加擁有自信，也學到了更多的知識：古斯塔沃說他終於明白**卡路里並不代表一切**。

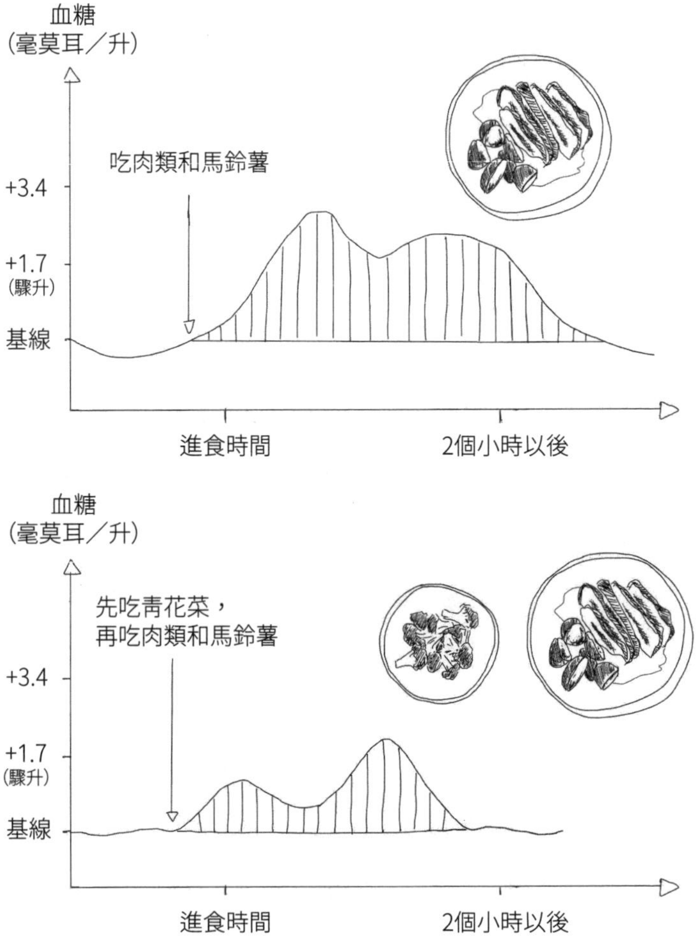

血糖
(毫莫耳／升)

+3.4

+1.7
(驟升)

基線

吃肉類和馬鈴薯

進食時間　　　　2個小時以後

血糖
(毫莫耳／升)

先吃青花菜，
再吃肉類和馬鈴薯

+3.4

+1.7
(驟升)

基線

進食時間　　　　2個小時以後

圖 H2-5 ｜ 如果你不確定是否可以到餐廳用餐時可以吃到綠色前菜，不妨在出門前先吃一些綠色蔬菜。古斯塔沃在和朋友到牛排館聚餐以前，會先在家裡吃一大盤青花菜。

訣竅三
別再計算卡路里

如果你遵循上一章的訣竅，就會先吃綠色的開胃菜，所以會多攝取卡路里。如果你想減重，可能會問：這樣真的好嗎？多攝取了熱量，不就會變胖嗎？如果要我簡單回答你，我會說：不會。若要把話說清楚，我們就得了解攝入的卡路里類型，以及如何去燃燒它們。

要測量一個甜甜圈含有多少卡路里，請這樣做：先把甜甜圈脫水，然後將它放入浸沒在水中的一個容器裡。再把甜甜圈放在火上烤（沒錯，就是這樣），並測量它周圍的水溫上升了多少度。將溫度變化乘以容器的水量，而根據水的能量容量（energy capacity，也就是每公克每度為 1 卡路里），你就能算出甜甜圈的卡路里數。

因此，當我們說：「這個甜甜圈和這個希臘優格含有相同的卡路里」，我們其實在說：「我們燃燒這個甜甜圈和這個希臘優格時，它們都會將水加熱到相同的度數。」

正是透過這種於 1780 年問世的燃燒技術（稱為熱量計

〔calorimeter〕），科學家們可以測量任何東西的卡路里。你祖父鏟到爐火上的煤，每磅含有 350 萬卡路里（因為煤燃燒非常緩慢，還會釋放大量的熱量）。另一方面，如果你想燒開水，最好別拿一本 500 頁的書：它只有半個卡路里（因為一本書很快就會變成灰燼，而且在這個過程中不會產生太多的熱量）。

無論如何，卡路里是衡量產生的熱量，僅此而已。

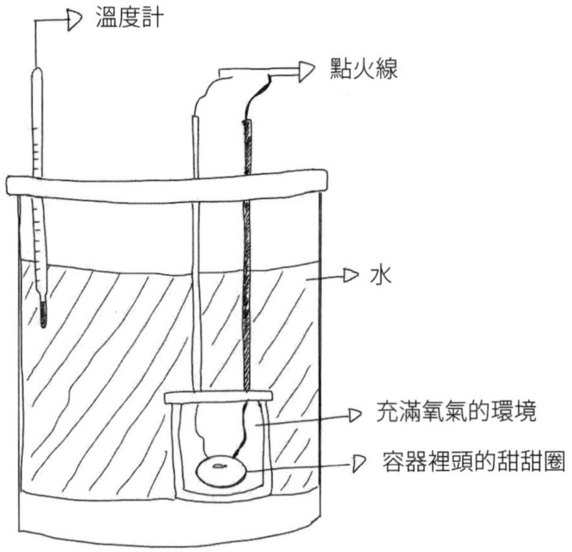

圖 H3-1 ｜ 為了測量甜甜圈的卡路里，我們測量它被燃燒時讓水溫上升的程度。

根據卡路里含量去判斷食物，就像根據頁數去判斷一本書。一本書有 500 頁，你當然可以估算大概要讀多久（大約 17 個小時），可惜這樣估算是粗略的。如果你走進一家書店，告訴店員你想買「一本 500 頁的書」，他們會用奇怪的眼神看著你，然後要你說清楚你想買怎樣的書。一本 500 頁的書與另一本 500 頁的書是不同的，同樣的道理，一種卡路里也和另一種卡路里不一樣。

100 卡路里的果糖、100 卡路里的葡萄糖、100 卡路里的蛋白質和 100 卡路里的脂肪，這些物質在燃燒時釋放的熱量可能一樣，但它們對身體的影響卻截然不同。為什麼？因為它們是不同的分子。

下面是一個已經被驗證的事實：2015 年，加州大學舊金山分校的一個研究小組證實，即便不改變攝取的卡路里，只要改變攝取的分子，就可以治癒身體的疾病。例如，他們證明來自果糖的卡路里比來自葡萄糖的卡路里更糟糕（正如第一部分所說，果糖比葡萄糖更會讓人體發炎，更會讓細胞老化，並且更容易轉化為脂肪）。

這項研究的受測者包含肥胖的青少年。他們被要求攝取葡萄糖中的卡路里，不再攝取果糖的卡路里（不吃含果糖的食物，好比甜甜圈，改吃含葡萄糖但沒有果糖的食物，例如

貝果）。他們消耗的卡路里不變。但發生了什麼事？這些青少年變得更健康了：他們的血壓降低了，三酸甘油酯與高密度脂蛋白的比率（第二部分說過，這是心臟病的關鍵指標）也得到了改善。他們開始逆轉脂肪肝和第二型糖尿病的進程。他們只花了九天，便大幅改善了健康狀況。

結果是很明確的：100卡路里的果糖比100卡路里的葡萄糖對人體的危害更大。這就是為什麼吃含澱粉的東西總是比吃甜食更好。訣竅九會更深入說明：「如果一定要吃零食，就吃鹹的」。如果前面的研究減少果糖，改用蛋白質、脂肪和纖維來代替（例如，如果受測者以希臘優格和烤青花菜代替甜甜圈），我們推測效果應該會更好。

因此，如果你曾經聽別人說，人要健康，就只要減少攝取熱量，現在你知道這種說法是不對的。你可以保持卡路里不變，但改變你吃的分子，這樣也能改善健康狀況。

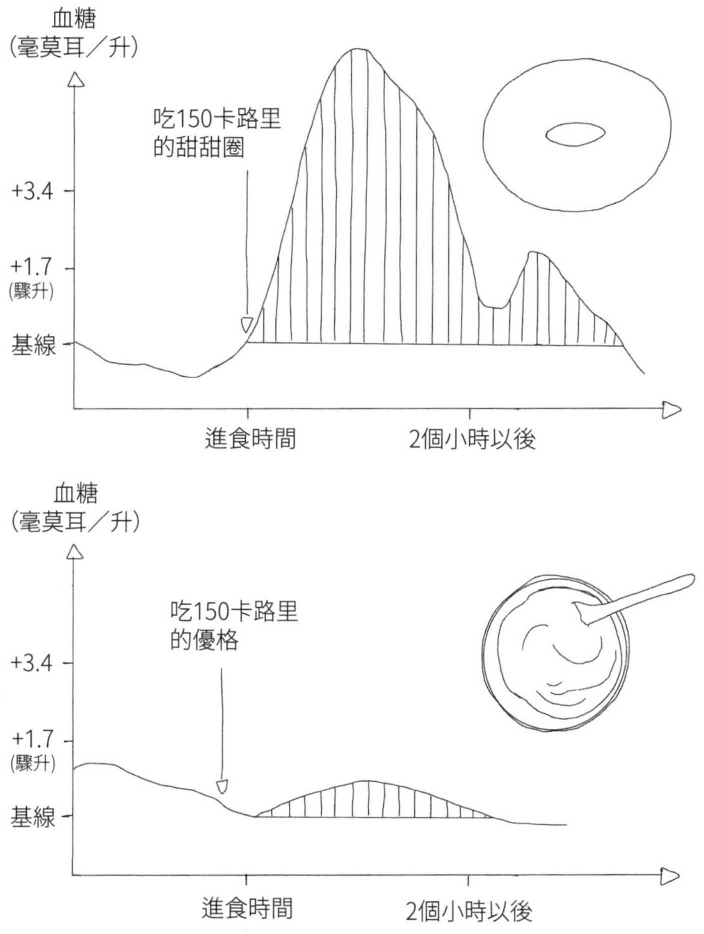

圖 H3-2 ｜相同的卡路里，不同的效果。來自甜甜圈（含有果糖）的卡路里會優先轉化為脂肪，使身體發炎並讓細胞老化。優格（不含果糖）對身體的傷害要小得多。

減肥是怎麼回事？攝取更少卡路里就能減肥嗎？我們曾經這麼認為，但這個假象也已經被戳破了。上面提到的研究隱藏了一條線索：有幾名受測的青少年攝取的熱量不變，體重卻開始減輕了。不可能嗎？不，這是有可能的，但這絕對跟我們多年來被人告知的東西相互牴觸。其實，最近的科學研究指出，專注於使血糖曲線變平穩的人與攝取較少卡路里但不讓血糖曲線平穩的人相比，雖然攝取更多的卡路里，但是更容易甩掉脂肪。讓我們重複一遍：與那些攝取較少熱量但血糖濃度較高的人相比，採用讓血糖曲線平穩飲食的人，既可以攝取更多的卡路里，又能同時減掉更多的體重。

　　例如，根據密西根大學 2017 年的一項研究結果，當超重的受測者專注於讓血糖曲線平穩時（即使他們攝取的卡路里比另一組更多），他們與攝取較少熱量但不關心血糖濃度的受測者相比，減掉了更多的體重（約 7.7 公斤比 1.8 公斤）。這與胰島素有關：降低血糖濃度時，胰島素的濃度也會下降。2021 年的一項回顧分析了 60 項減肥研究，證明胰島素減少的現象總是會比減重更早出現。

　　其實，我們只要專注於讓血糖曲線變平穩，便可以完全忽略卡路里，而且仍然能夠減輕體重。然而，各位別忘了，這需要有一點判斷力才行（如果你每天吃 10,000 卡路里的

奶油，你的血糖曲線會很平坦，但你會變胖）。「血糖女神」社群成員的回饋幾乎都是如此：如果他們不讓血糖飆升，就可以一直吃到飽，不必計算熱量就能減重。

這正是瑪利所做的，她因此改變了生命。

瑪利的故事：她非得一直吃零食不可

28 歲的瑪利住在匹茲堡，在一家科技公司從事運營管理的工作。近十年來，她每次出門，胳膊下都夾著一袋零食。這沒得商量：她每 90 分鐘不吃點東西，就會顫抖和感到虛脫，需要坐下來休息。她每天都是根據這點來規劃自己的作息：如果某項活動會持續超過一個半小時，而她又知道自己不能在活動期間吃東西，她就不會參加這項活動。（她參加姪女的洗禮時破例了，但她走進教堂以前，吃了一根麥片棒，洗禮結束以後，又衝到車上，打開一袋洋芋片來吃。）

許多人都知道有些人（或者確實知道是某人）如果不按照特定的時間間隔進食，身體就會不舒服。有這種情況的人偶爾會說：「我的血糖很低。」

這些人的說法不一定是不對的，但他們可能不知道他們不是天生就是這樣。他們會低血糖，通常是由前一次吃零食

之後體內釋放胰島素所引起的。因此，針對他們的情況，更準確的說法是：「我的血糖濃度正在驟降。」

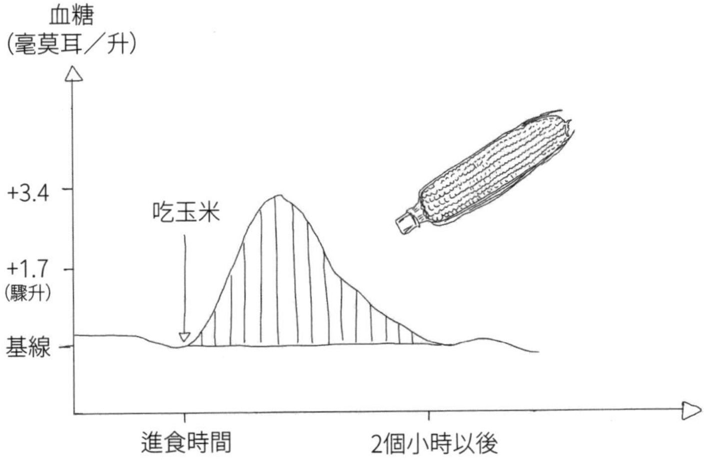

圖 H3-3 ｜這是進食後胰島素讓血糖濃度恢復正常的一個例子。血糖飆升以後會回落至基線水平。

當胰島素在血糖飆升之後將血糖引入「儲存單元」時，曲線是平滑的鐘形，血糖會逐漸回落到空腹的水平。然而，胰臟有時會釋放過多的胰島素，所以身體會儲存過多的葡萄糖，結果血糖並沒有回到空腹水平，而是在一段時間內驟降並低於正常的濃度。

這就稱為反應性低血糖（reactive hypoglycaemia）。當

我們的血糖濃度下降時，在身體釋放額外的血糖讓濃度恢復正常之前，我們就會感受到副作用：飢餓、嗜吃食物、顫抖、頭暈或手腳刺痛。這就是瑪利每天都會有許多次的感覺。

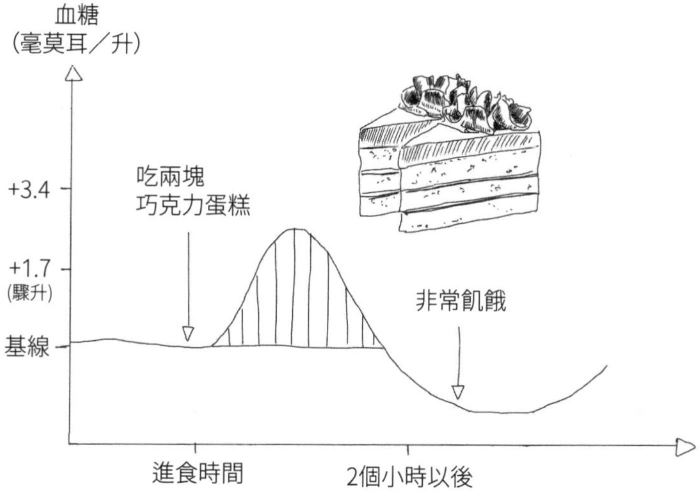

血糖
（毫莫耳／升）

+3.4

+1.7
（驟升）

基線

吃兩塊
巧克力蛋糕

非常飢餓

進食時間　　2個小時以後

圖 H3-4 ｜這是反應性低血糖及其造成飢餓感的一個例子。血糖飆升以後會回落至基線以下。

　　反應性低血糖是一種常見的情況。只要患有其他與血糖有關的疾病（例如多囊性卵巢症候群），就特別容易出現這種情況。至於血糖會低到什麼程度，每個人差異很大。在糖尿病患者之中，反應性低血糖的波動往往更為明顯──他們的血糖濃度可能很低，有人甚至會因此而昏迷。對於沒有糖

尿病的人來說，即使是兩個小時前剛吃過飯，只要血糖稍微一下降，就會感到非常飢餓。下降幅度越大，就感到越飢餓。

根據醫生的測試，瑪利確實有反應性低血糖症。（這項測試會讓人飲用含有大量葡萄糖的奶昔，然後在三個小時內持續檢測血液，藉此檢測血糖濃度低於基線的情況。）

這個診斷結果又讓瑪利多了一項疾病。她從十幾歲開始，身體就有很多毛病：甲狀腺功能低下、牛皮癬性關節炎、雌激素過多、念珠菌感染、皮疹、牛皮癬、腸漏症、慢性疲勞、失眠和夜間焦慮。瑪利有一次去拿最新的甲狀腺藥物處方時，藥劑師說這是他配製過的最高劑量，而她當時只有28歲。

儘管如此，瑪利還是盡力讓自己感覺舒服。由於她整天都想吃零食，所以她會去確保吃的零食是「健康的」。她當時認為「健康」的食物就是低熱量的素食。總體而言，瑪利很注意自己攝取多少的卡路里（每天從未超過 2,000 卡路里的建議攝入量），而且還強迫自己每天早上走 10,000 步。

下面是她通常的一天作息：早上 5 點醒來以後，立即吃水果和脆穀麥。（她因為太餓了，才會那麼早就醒來）。早上 6 點吃低脂水果優格。早上 8 點吃一份 100 卡路里的麥片。早上 9 點半吃一包家樂氏果漿吐司餅乾（Pop-Tart）。

早上 11 點吃一份素食包。午餐吃素食三明治，配上椰子汁和一包 100 卡路里的椒鹽蝴蝶餅，然後在 90 分鐘後吃一包 100 卡路里的餅乾。到了下午 4 點，她會吃一整袋葡萄，約有 180 顆。晚飯前一小時她還會吃餅乾，然後晚飯吃很多米飯和一些豆子，最後在睡前吃一塊巧克力。瑪利攝入了「正確」的卡路里，但她一直感到很餓，整天也都感到疲倦，每天中午過後都沒有精神去做任何事情。她累到每一天都要喝 10 杯咖啡。

當人們被診斷出有反應性低血糖時，經常會聽別人說他們應該每隔幾個小時就吃點零食，讓他們的血糖不會降得太低。但這樣做只會讓病情更糟糕：他們吃了甜食或含澱粉的東西以後，血糖濃度就會回升，這時身體就會釋放胰島素，讓他們的血糖濃度再次驟降，然後這種循環會不斷重複，他們的血糖就會一直坐雲霄飛車。

如果想要解決反應性低血糖（順道一提，這是一種可逆的情況），更有效的方法是要去解決胰島素過多的根本問題。解決方法就是（你猜對了！）讓患者的血糖曲線變平穩。血糖上升的幅度越小，釋放的胰島素越少，血糖下降的幅度也就越小。此時，身體就不會再想要每隔幾個小時吃一次含澱粉和有甜味的零食，並且在胰島素較少的情況下，開始燃

燒脂肪當作燃料。重要的是,要逐漸擺脫含澱粉和甜味的零食,但身體可能需要幾天、甚至幾週才能適應這種改變。

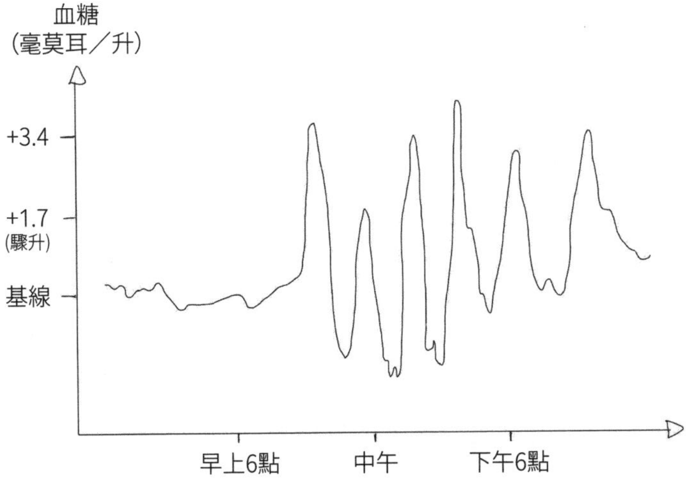

圖 H3-5 ｜這張圖顯示出像瑪利這種病人的血糖曲線──血糖濃度起起伏伏,血糖經常低於正常的水平,這種情況就稱為反應性低血糖。

如果瑪利想讓自己更舒服,就是需要做到這點。瑪利很幸運,當她在研究血糖和上網四處探索時,找到了我的 IG 帳戶。

所以瑪利做了一些改變。她打算只要能讓自己的血糖曲線平穩,就可以吃她認為必要的東西。她最後才會去吃碳水

化合物，在吃飯前會先多吃沙拉，並且吃了更多的蛋白質、脂肪和纖維。她原本主要吃糖和澱粉製成且不含纖維的加工食品，後來改吃含有大量纖維的原形食物。她不再計算卡路里，但她攝入的熱量肯定比過去多了 2,000 卡路里。

她現在早餐是吃燕麥粥配磨碎的亞麻籽、大麻籽、堅果、豌豆蛋白粉和一根香腸。到了午餐時間，她會吃兩顆煮熟的雞蛋、胡蘿蔔條、芹菜、花生醬或酪梨、蛋白質蔬果昔（protein smoothie，含膠原蛋白粉、1 湯匙奇亞籽、半湯匙椰子油和一大堆綠色蔬菜），最後再吃半根香蕉。下午點心是希臘優格、漿果和半根蛋白能量棒。她晚餐會吃魚或雞肉、酪梨油炒芥藍菜和烤地瓜。

瑪利在電話裡和我分享了這個好消息：「我已經可以四個小時不吃零食了！我甚至可以空腹時鍛鍊身體。我已經重獲新生了！」

對她來說，每隔幾個小時就會飢餓的感覺很快就成為了過去式。她的反應性低血糖症也不見了。其他的事情也發生了變化。瑪利的體力在一到兩週內就增加了，以前每天要喝 10 杯咖啡，現在每天喝 1 杯就行。

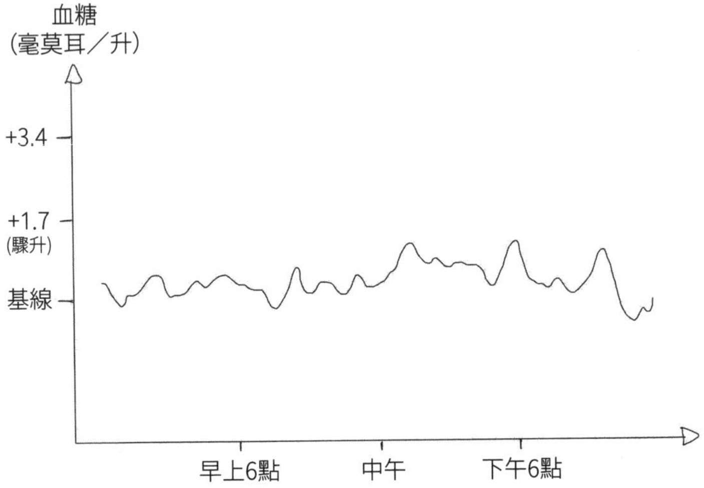

```
血糖
(毫莫耳/升)

+3.4

+1.7
(驟升)

基線

        早上6點    中午    下午6點
```

圖 H3-6 │ 這是瑪利現在每天的血糖曲線：濃度在最佳範圍內的微小起伏。她比以前攝取了更多的卡路里，而且感覺身體好多了。

　　她的青春痘消失了；皮疹和牛皮癬也不見了。她也不再頭痛了。此外，瑪利不再失眠、恐慌發作，類風濕性關節炎也好了。她的雌激素水平恢復正常，瘦了大約 2.3 公斤。她的甲狀腺功能也有所改善。每隔幾個月，瑪利的醫生就會檢查她的身體，然後逐漸調降藥劑量，讓她不必服用這麼多的藥。藥劑師也不再說她的處方如何如何。最棒的是什麼呢？對了，她不必在包包裡放零食了。她不需要吃零食了。這似乎是一件小事，但對瑪利來說，這真是改變了一切。

所以請記住這一點：健康和減肥和你攝取的分子比較有關係，你吃的食物中含有多少卡路里比較沒有影響。

這對我們有何啟發？

如果吃飯時增加卡路里可以抑制血糖飆升，就不要害怕，大膽加入那些卡路里：換句話說，增加的分子是纖維、脂肪或蛋白質。

當我們加入灑上醬料的沙拉時，這些額外添加的卡路里對我們很有用，因為它們可以讓我們的血糖和胰島素濃度維持在較低的水平，甚至可以幫助我們從沙拉以後吃的食物中吸收更少的熱量（因為纖維會在腸道形成的網狀物）。總的來說，我們感覺飽腹的時間會更長，也能夠燃燒更多的脂肪並減輕體重。

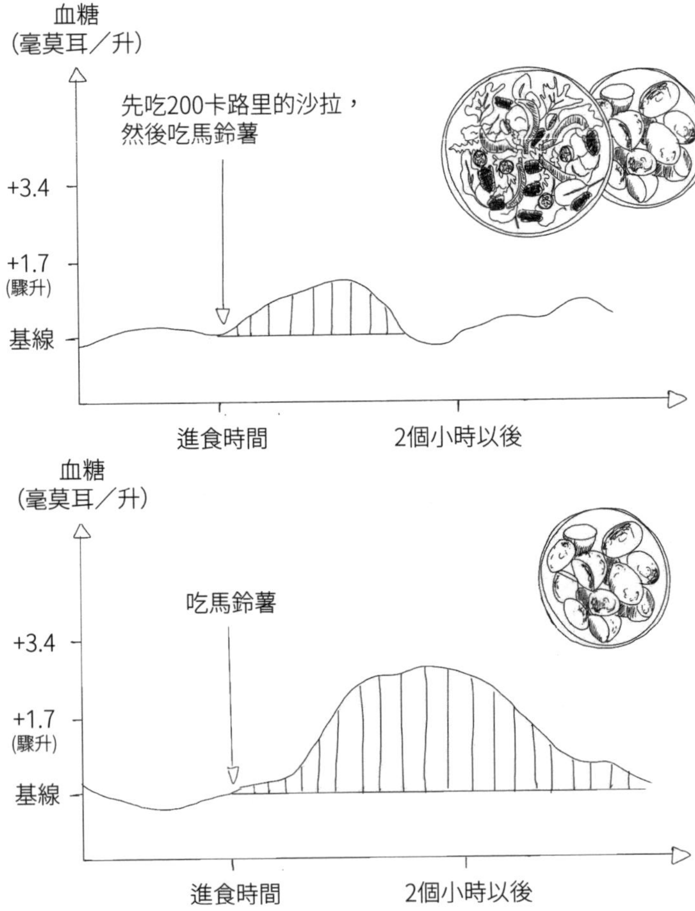

圖 H3-7 ｜我們在一頓飯中加入一份 200 卡路里的沙拉（含有纖維和脂肪）時也會增加卡路里，但補充這些卡路里可協助抑制血糖和胰島素飆升。這些都是很好的熱量補充食材。

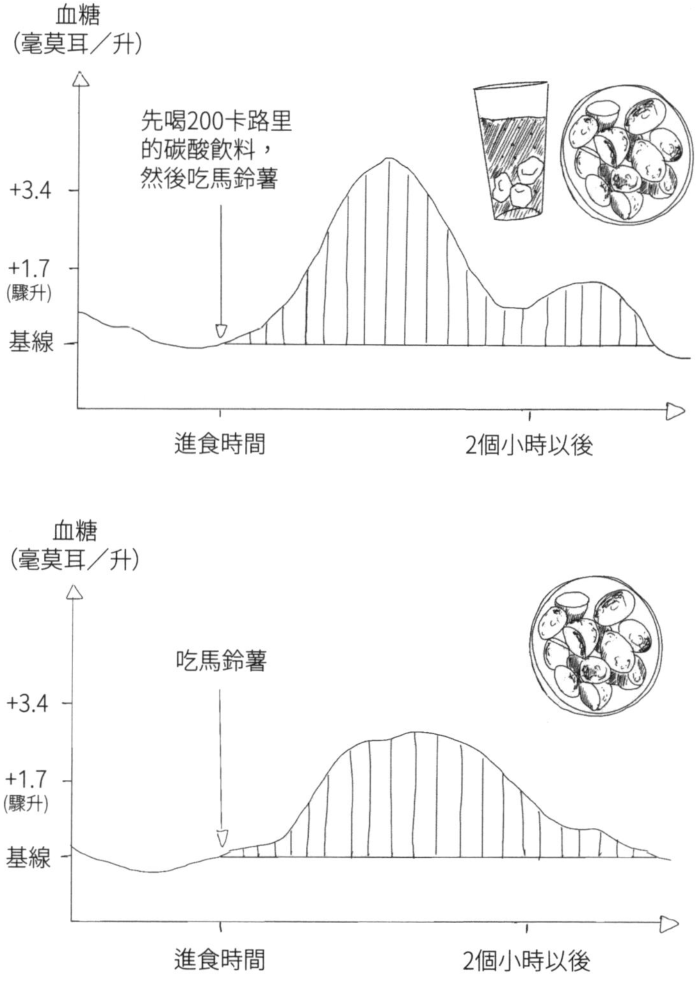

第三部分　如何讓血糖曲線平穩？ | 167

血糖
(毫莫耳／升)

先喝200卡路里
的碳酸飲料，
然後吃馬鈴薯

+3.4

+1.7
(驟升)

基線

進食時間　　　　2個小時以後

血糖
(毫莫耳／升)

吃馬鈴薯

+3.4

+1.7
(驟升)

基線

進食時間　　　　2個小時以後

圖 H3-8 ｜我們在一頓飯中加入 200 卡路里的碳酸飲料（含有葡萄糖和果糖）時，這些卡路里會讓血糖飆升得更猛：其實，它們會增加三大成分（葡萄糖、果糖和胰島素）的濃度，所以最好不要補充這些東西。

反過來說，就是如果我們添加更多的血糖或果糖，就會增加血糖的飆升幅度，從而讓體重增加、體內出現更多的炎症，以及比較不能有飽腹的感覺。

　　並非所有的卡路里都一樣，但加工食品行業一直在掩蓋這項事實。他們讓民眾去計算卡路里，因為這樣可以轉移消費者的注意力，讓人無法仔細檢查包裝盒裡到底有什麼——例如大量的果糖，而果糖和葡萄糖不同，不能被肌肉燃燒作為燃料，而且被人體消化後幾乎會全數轉化為脂肪。下次去商店買東西時看看零食包裝上的「醒目標語」，你就會明白我在說什麼了。

　　家樂氏 Special K 麥米片能夠廣受歡迎，被消費者視為典型的減肥麥片，就是利用這點：包裝盒上大喇喇寫著：「只有 114 卡路里！」我們不加思索便接受這點，而且我們不知道，儘管這項商品的卡路里含量比較低，但 Special K 麥米片所含的糖分是玉米片等其他穀物產品的兩倍。我們不知道那 114 卡路里的糖和澱粉會讓血糖和胰島素飆升，並且肯定會比來自雞蛋和吐司的 114 卡路里讓人增加更多的體重。我們不知道早餐吃含有 114 卡路里的 Special K 麥米片會讓我們的血糖坐雲霄飛車，上上下下，起起伏伏，讓我們一整天

都想吃零食。現在幸好有了連續血糖監測器和充滿好奇心的科學家（我很快就會告訴你更多的訊息），我們已經握有證據，證明早餐吃燕麥片和玉米片等穀類食品絕對是不好的。

訣竅四
要讓早餐後的血糖平穩

加州史丹佛大學（Stanford University）的校園裡有一群科學家曾經對連續血糖監測進行過一項專門的研究。2018年，他們跟所有偉大的科學家一樣，挑戰了民眾常見的觀念。具體來說，他們檢視了被人們普遍接受的想法，也就是除非你有糖尿病，否則血糖濃度應該很正常。此外，他們還做了一項也許更有爭議的事情，就是檢視已經成為文化規範的一種信念：早餐吃麥片有益身體健康。

這群科學家招募了20名參與者，男女都有。這些人都沒有第二型糖尿病：他們的空腹血糖（由醫生每年測量一次）都在正常範圍內。他們在週間的早上抵達實驗室去參加測試，佩戴連續血糖監測器時吃一碗加牛奶的玉米片。

這項研究的結果令人震驚。這些健康的受測者吃了一碗玉米片以後，血糖濃度就會失控，而原本以為只有糖尿病患者的血糖濃度才能失控到這種程度。在20名參與者之中，有16名的血糖飆升到超過7.8 mmol/L（糖尿病前期的臨界

值，表示體內血糖失控），有些人甚至超過 11.0 mmol/L（處於第二型糖尿病的範圍內）。這並不表示受測者患有糖尿病，他們並沒有。然而，這確實意味著沒有糖尿病的人，血糖濃度也可能會像有糖尿病的人一樣，飆升到恐怖的程度，而且也會遭受血糖飆升引起的有害副作用。這一項發現真是驚天動地。

根據實際經驗，吃一碗穀類麥片會導致血糖飆升，這是有道理的。穀類食品由精製的玉米或精製小麥麥粒製成，烘烤以後，用滾筒擀平或膨化成各種形狀。它是純澱粉，不含任何纖維。由於澱粉本身並不是最可口的東西，因此廠商會在穀類混合物中添加食糖（也就是蔗糖，由葡萄糖和果糖製成）。維生素和礦物質也加入其中，但它們的好處不會超過其他成分的壞處。維生素和礦物質也會加到裡面，但它們提供的好處不會抵銷其他成分造成的危害。

僅僅在美國，每年就可售出 27 億盒穀物食品。最受歡迎的品牌是 Cheerios 蜂蜜堅果早餐麥片，其中的含糖量是史丹佛大學研究中使用的玉米片的三倍。因此，與普通百姓實際的血糖飆升程度相比，上述研究人員觀察到的驚人結果還可能算是保守的。

當六千萬美國人早餐吃蜂蜜堅果麥片等穀類食品時，就

會讓血糖、果糖和胰島素的濃度飆升到有害的範圍。每天有六千萬美國人讓他們的身體產生大量的自由基，對他們的胰臟造成負擔，使他們的細胞發炎，增加他們的脂肪儲存量，並且讓他們在起床以後不久，一整天就會一直想吃東西。

老實說，這不是他們的錯。穀類食品便宜又美味，而且在半睡半醒的時候很容易拿到手。我媽媽每天都吃這種東西，吃了很長的一段時間。穀物看起來無害，但其實不是這樣。穆茲利（muesli）穀麥片也是如此。

由於我們今日的飲食方式，大家早晨時體內血糖會飆升似乎已經成為常態。無論是穀類食品（燕麥片）、吐司配果醬、牛角麵包、脆穀麥、糕點、甜燕麥、餅乾、果汁、果漿吐司餅乾、果昔、巴西莓果碗或香蕉麵包，西方國家典型的早餐主要是包含糖和澱粉，而這些都含有大量的葡萄糖和果糖。

人們普遍認為，早餐吃甜食是一件好事，因為它會給我們帶來能量。我從小就是這麼認為，所以每天早上都會在薄煎餅上塗抹能多益巧克力醬，但這其實是不正確的觀念：吃甜食會讓我們快樂，但並不是補充能量的最好方式。

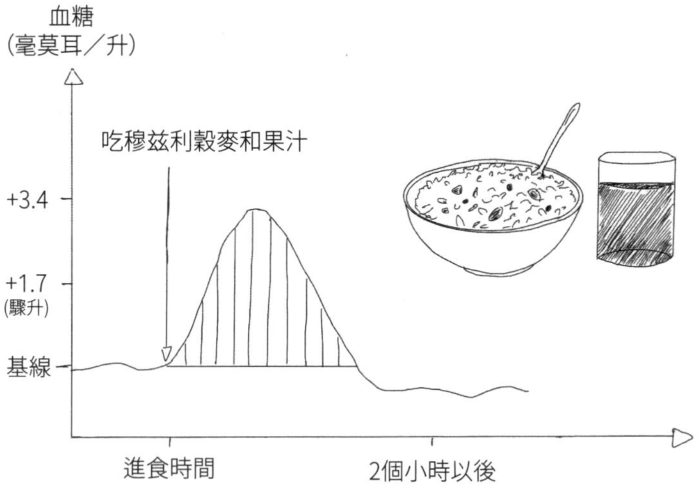

圖 H4-1 ｜美國人的典型早餐是一碗麥片加果汁。血糖會飆升得很恐怖。

　　為什麼？當我們吃下葡萄糖時，就會觸發體內去分泌胰島素。胰島素會將葡萄糖從體內循環中移除，藉此保護我們不受葡萄糖的衝擊。因此，新消化的分子不會留在身體系統當作燃料，而是以肝醣或脂肪的形式儲存起來。

　　科學實驗證明了這一點：如果你去比較兩種飲食，碳水化合物含量較高的食物會讓人消化以後的循環能量減少。我並不想要在這裡揭穿全部的假象。各位是否聽過「早餐是一天中最重要的一餐」？這句話說得沒錯，但事實不是你想像的那樣。

你吃的早餐如何秘密控制你

如果我們在臥室裡跳舞，不小心腳猛烈撞到梳妝台的一角，我們就會有感覺。真的好痛。（我曾經這樣而弄傷了一根腳趾。）我們會冰敷腳趾，用紗布包裹它，但腳趾仍然可能腫脹起來，平時穿的鞋子會穿不進去。這樣一來，我們可能會心情不好。

如果同事或家人問道：「你怎麼了？」我們可以解釋得很清楚：我今天早上弄傷了腳趾，所以才會發脾氣。這兩者之間的關係很清楚。

然而，一旦談到食物如何影響我們時，這種聯繫就比較模糊了。我們吃完早餐之後血糖飆升，卻不會立即感受它對我們的傷害。如果我們一吃完那碗麥片，馬上就恐慌發作，然後暈倒在餐桌上，我們就會知道是早餐傷害了我們。然而由於新陳代謝的過程需要數個小時才會展開，而且會隨著時間的推移變得更為複雜，並與一天中發生的其他事情混在一起，因此將這些點聯繫起來，需要花點時間抽絲剝繭（至少在我們掌握情況之前是這樣）。

如果早餐讓我們的血糖大幅飆升，我們更快就會再度感到飢餓。此外，早餐會讓我們在一天的剩餘時間裡血糖濃度

失控,所以我們吃的午餐和晚餐也會讓我們的血糖飆升。這就是為什麼你吃完早餐後若是血糖飆升,你的血糖隨後就會像坐雲霄飛車一樣上下起伏。你只要吃完早餐後血糖穩定,吃完午餐和晚餐以後,血糖曲線也會更為平穩。

此外,當我們一早處於禁食狀態時,身體會對葡萄糖最敏感。我們的水槽(或胃部)是空的,所以任何落在水槽的東西都會被快速消化。這就是為什麼早餐吃糖和澱粉通常會讓血糖飆升到當天的最大峰值。

早餐最忌諱只吃糖和澱粉,但多數人在這個時候卻只吃含有糖和澱粉的食物。(飯後吃糖作為甜點要好得多。訣竅六〈寧可吃甜點,也不要吃甜食〉會透露更多。)

> 試著這樣做：寫下你的早餐通常含有哪些食物。哪些是澱粉？哪些是糖分？你早餐時只吃糖和澱粉嗎？

我平時吃…	糖分	澱粉	蛋白質、脂肪或纖維
例子：柳橙汁			
例子：燕麥			
例子：奶油			

我和改變飲食以保持血糖穩定的人交談時，發現這項訣竅是個關鍵。好好挑選早餐，你一整天都會感覺更好，好比精力更充沛、更能控制食慾、心情會更好、皮膚更加白皙等等。奧利維亞花了一點時間才發現這一點，但一旦她知道了箇中訣竅，就再也不想走回頭路了。

好糖、壞糖和奧利維亞

無論我們幾歲，只要血糖失調，身體都會感到不舒服。

18歲的奧利維亞來自阿根廷布宜諾斯艾利斯附近的一個村莊，她經歷了各種症狀，譬如嗜吃甜食（好比焦糖牛奶醬）、額頭上長滿青春痘、時常焦慮、晚上感覺筋疲力盡卻無法入睡。兩年以前，奧利維亞只有16歲，她開始吃素來減少產生的碳足跡。可惜的是，正如我先前解釋的那樣，雖然你吃的是素食（或純素飲食、無麩質或有機食物），並不代表這些東西對你有好處。無論吃什麼，都要考慮血糖濃度。

當奧利維亞和朋友談論她的症狀時，朋友說她應該在早上吃一些更有益健康、含有維生素的東西。奧利維亞平時會吃塗抹果醬和熱巧克力的吐司，他們說奧利維亞應該改吃果昔。這些朋友說，巧克力含有「壞糖」，但水果卻有「好糖」。奧利維亞信了。她很快就開始每天早上在家裡快速製作綜合果昔，裡頭有香蕉、蘋果、芒果和奇異果。

許多人認為，某些來源的糖（亦即水果）對人體有益，只有糖果、蛋糕和甜食中的精製糖對我們有害。

我們其實是被灌輸了上述的觀念。一個世紀以前，加州

水果種植者交易所（California Fruit Growers Exchange，美國的代表性柳橙生產商，後來成為 Sunkist）在全美四處打廣告，呼籲民眾要每天喝柳橙汁，因為柳橙「提供讓身體健康的維生素和稀有鹽和酸」。然而，它卻不說喝果汁對人體非常不好。我們可以從其他數十種食物獲取維生素和抗氧化劑，而吃那些食物不會傷身。奧利維亞很倒楣，她的朋友相信了上面的廣告說法，誤以為只要是水果製成的東西都是有益健康。

人會這麼想，就是誤解了糖的本質，因為**糖就是糖；無論糖是來自玉米或甜菜，並結晶成白色粉末（食糖就是這樣製作的），還是來自柳橙並保持液態（果汁），糖都不會改變**。無論糖來自哪種植物，葡萄糖和果糖分子對人體的影響都是一樣的。如果因為果汁含有維生素，就否認果汁有害健康，這就是以偏概全。

其實，如果我們要吃一些糖，吃完整的水果是最好的。首先，一整塊水果的糖含量很少。而且你很難一次吃掉三顆蘋果或三根香蕉（一杯果昔的糖含量就是這麼多）。即使你真的能吃下三顆蘋果或三根香蕉，你也得花一點時間，總比你把它們放在果昔裡喝下肚的時間要長得多。因此，你的身體消化葡萄糖和果糖的速度會慢得多。吃東西比喝東西要花

更長的時間。其次，在一整塊水果中，糖總是伴隨著大量纖維存在。正如我先前所說，纖維會大幅降低糖所引起的血糖峰值。

我們把一塊水果攪拌以後，水果中的纖維就會碎成小顆粒，無法再履行其保護人體的職責。你或許會問，我們吃東西時不是也會咀嚼嗎。告訴各位，不會發生這種情況。我們的下巴或許很強壯，但怎麼樣也比不上攪拌機每秒旋轉 400 圈的金屬刀片。一旦我們攪拌、擠壓、乾燥和濃縮糖分並去除水果中的纖維，這些糖分就會快速且猛烈衝擊我們的身體系統，同時導致血糖飆升。

水果越是變質，對我們就越不利。蘋果比蘋果醬更適合人體，而蘋果醬又比蘋果汁更好。從本質上來講，一旦水果被榨汁、曬乾、做成蜜餞、罐裝或變成果醬，就應該將它們視為甜點，就像蛋糕一樣。一瓶 300 毫升的柳橙汁（無論是鮮榨的、買來的、帶果肉或不帶果肉的）含有大約 25 公克的糖 —— 這是三顆完整柳橙濃縮的糖，但不含任何的纖維。它的含糖量等於一罐可口可樂。根據美國心臟協會（American Heart Association）的數據，喝 300 毫升的柳橙汁，就已經達到一天應該攝取添加糖克數的上限（建議量為女性不超過 25 公克，男性不超過 36 公克）。

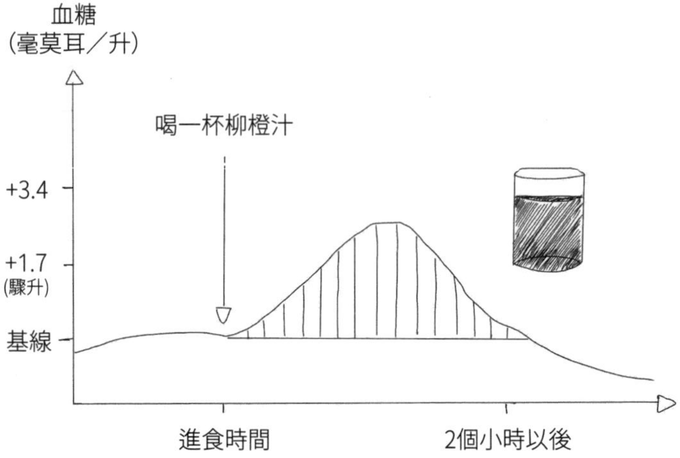

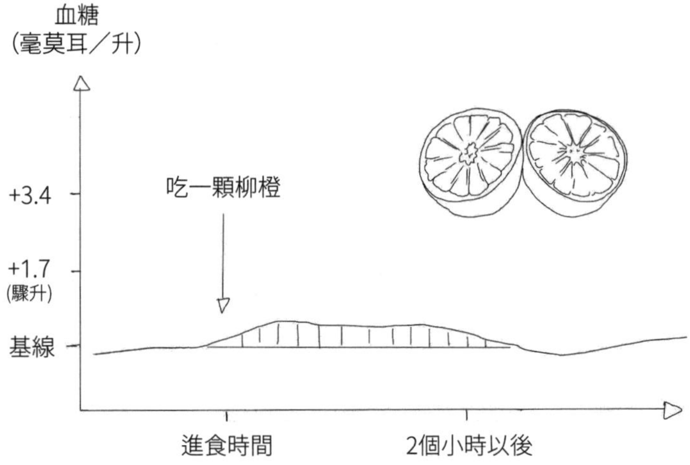

血糖
(毫莫耳／升)

+3.4
+1.7
(驟升)
基線

喝一杯柳橙汁

進食時間　　2個小時以後

血糖
(毫莫耳／升)

+3.4
+1.7
(驟升)
基線

吃一顆柳橙

進食時間　　2個小時以後

圖 H4-2 ｜果汁的確含有維生素。然而，如果因為這樣而去飲用果汁，就像看到葡萄酒含有抗氧化劑而去喝酒一樣。

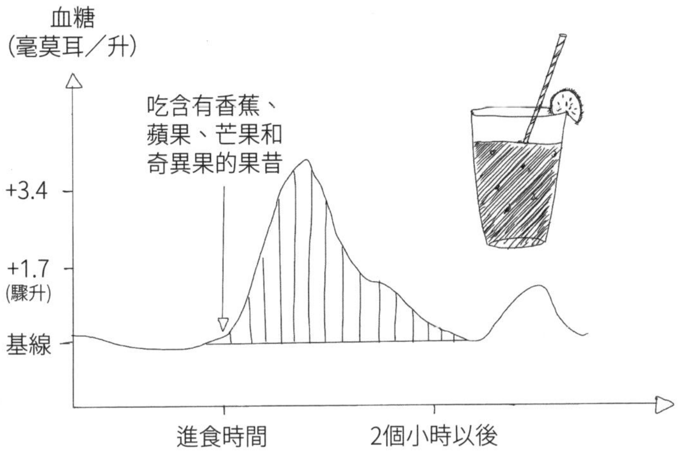

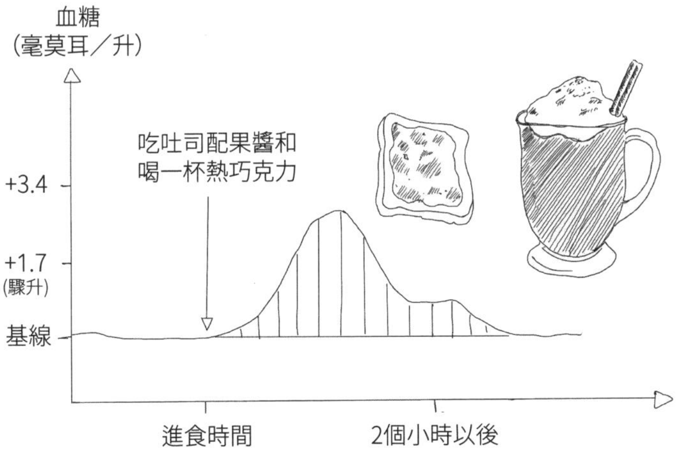

第三部分　如何讓血糖曲線平穩？ | 181

血糖
(毫莫耳／升)

+3.4

+1.7
(驟升)

基線

吃含有香蕉、
蘋果、芒果和
奇異果的果昔

進食時間　　2個小時以後

血糖
(毫莫耳／升)

+3.4

+1.7
(驟升)

基線

吃吐司配果醬和
喝一杯熱巧克力

進食時間　　2個小時以後

圖 H4-3｜多數人都認為，喝果昔比喝一杯熱巧克力更有益健康。其實，一旦水果被加工以後，它們並不比巧克力好。如果果昔包括其他成分和水果，那就會不錯。如果你想更深入了解理想的果昔配方，我們稍後會提到更多的果昔食譜。

難怪奧利維亞早餐改吃新的東西以後,情況並沒有好轉。她日復一日喝果昔,結果呢?青春痘更嚴重,每天精力更差,晚上更難入睡。她比以往都更努力改善健康,為什麼卻覺得自己好像身體更糟了?因為果昔比她先前吃的早餐更會讓她的血糖飆升。

奧利維亞後來在 IG 上發現「血糖女神」。她覺得自己有感受到血糖飆升的症狀。讓她高興的是,她發現自己先前認為明智的選擇(早餐喝果昔)其實對她的身體並不好。她做了什麼?她改吃鹹味食物。

◆ 吃鹹味食物

要使血糖曲線平穩,最好就是早餐吃鹹味食物。多數國家人民都會吃有鹹味的早餐:日本人經常吃沙拉;土耳其人會吃肉、蔬菜和起司;蘇格蘭人喜歡吃燻魚;美國人則會吃煎蛋捲。

這個訣竅十分管用,只要你早餐吃鹹味食物,就能在當天晚些時候吃甜食而幾乎不會有任何副作用。後續的訣竅會告訴你該如何做。

◆ 自製鹹味早餐

要穩定血糖濃度,早餐最好吃大量的蛋白質、纖維和脂肪,以及可吃或不吃澱粉和水果(最好擺最後面吃)。如果你要到咖啡店買早餐,請選擇酪梨吐司、雞蛋鬆餅或火腿起司三明治,不要買巧克力牛角麵包或配果醬的吐司。

◆ 早餐必須含有蛋白質

我不是叫你每天早上吞下 10 顆生雞蛋。希臘優格、豆腐、肉類、冷肉片、魚、起司、鮮奶油起司、蛋白粉、堅果、堅果醬、種子,當然還有雞蛋(炒蛋、炸蛋、溫泉蛋或水煮蛋都行),這些食物都含有蛋白質。

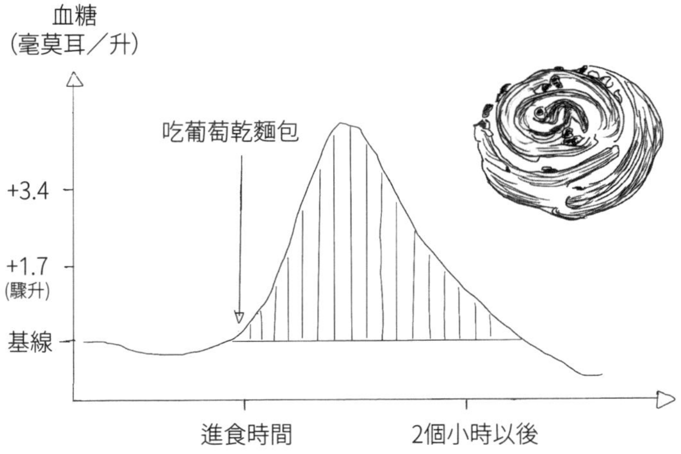

血糖
(毫莫耳/升)

吃葡萄乾麵包

+3.4

+1.7
(驟升)

基線

進食時間   2個小時以後

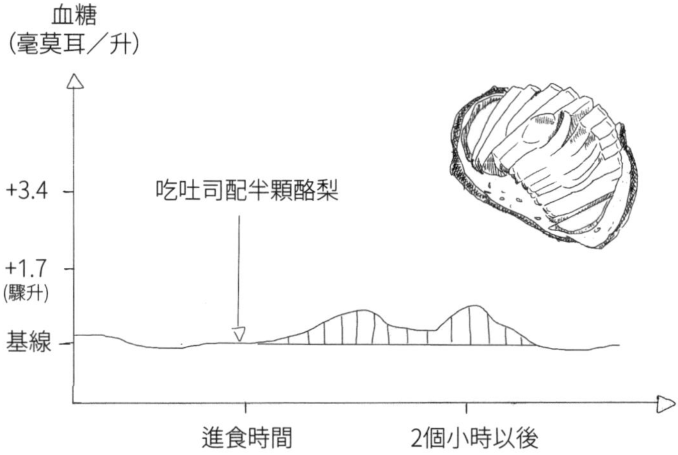

```
血糖
(毫莫耳／升)

          ^
          |
  +3.4 ─  |       吃吐司配半顆酪梨
          |              
  +1.7 ─  |
  (驟升)  |
   基線   |_____╱‾╲__╱‾╲_____>
          |_____>
               進食時間      2個小時以後
```

圖 H4-4 ｜要做一頓健康的早餐，就準備鹹味食物。兩頓卡路里相同的早餐對血糖（以及胰島素）濃度的影響截然不同。在前一頁的圖表中，含澱粉和糖的早餐會導致體重增加和發炎，而且吃完以後，不久又會感到飢餓。含澱粉和脂肪的早餐（上圖）沒有這些副作用。

◆ 添加脂肪

用奶油或橄欖油炒雞蛋、加入酪梨片，或者在希臘優格中加入五顆杏仁、奇亞籽或亞麻籽。順便提一下，絕對不要吃脫脂優格。它不會讓你有飽足感，稍後我會解釋原因。改吃 5% 脂肪量的普通優格或希臘優格。

◆ 再談談纖維

早上可能很難去攝取纖維,因為這就表示早餐要吃蔬菜。如果你不喜歡,我不會怪你。然而,如果你願意的話,不妨嘗試一下。我喜歡將菠菜混入炒雞蛋中,或者將菠菜塞在一片酪梨吐司的下面。

基本上加任何蔬菜都行,包括菠菜、蘑菇、番茄、櫛瓜、洋薊、德式酸菜、扁豆或萵苣。

◆ 添加澱粉或整顆水果來調味(隨意添加)

可以加的食物有燕麥、吐司、米飯、馬鈴薯或整顆水果(任何水果都行,但最好是漿果)。

奧利維亞決定使用這項訣竅,改吃鹹味早餐。她隔天就去買了一些雞蛋。她思考了一下,細想還能吃什麼,於是選了她最喜歡的午餐和晚餐食材,做成一道美味的早餐:煎蛋捲配酪梨、葵花籽、橄欖油和少許海鹽。她很快就察覺到了變化:她感覺更為輕盈,不那麼臃腫,而且更為健康和充滿活力。

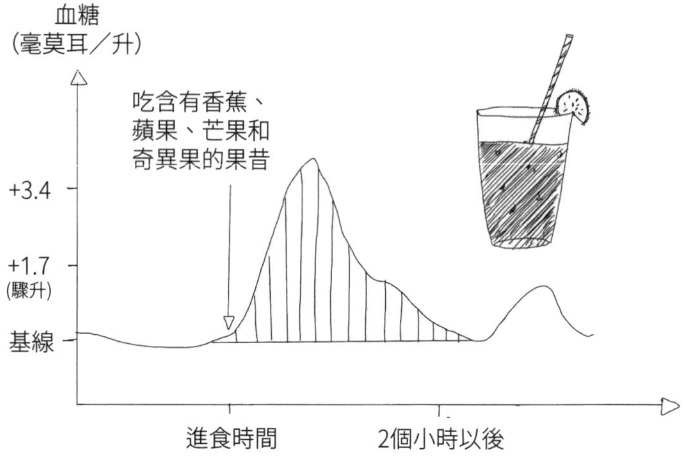

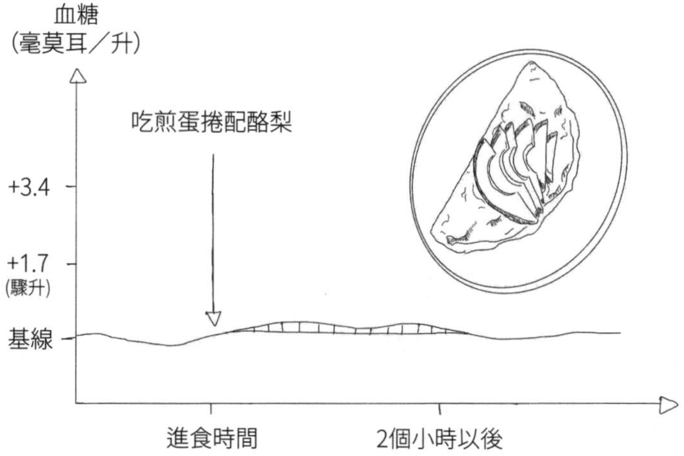

血糖
(毫莫耳／升)

+3.4
+1.7
(驟升)
基線

吃含有香蕉、蘋果、芒果和奇異果的果昔

進食時間　　2個小時以後

血糖
(毫莫耳／升)

+3.4
+1.7
(驟升)
基線

吃煎蛋捲配酪梨

進食時間　　2個小時以後

圖 H4-5 ｜ 人們根據傳統，認為早餐應該吃甜食，但這種觀念完全錯誤。早餐要多吃蛋白質、脂肪和纖維，這樣才能獲得飽足感和穩定的能量。

不僅僅是她的身體，她連大腦也獲得改善。奧利維亞變得更加敏銳（她讀設計學院二年級），成績也越來越好。

　　科學家曾經測量各類型的早餐如何影響人們的認知測試表現，糖是否能讓大腦運作得更好，答案是……不會。因為只有 38 項研究，所以回顧這些研究結果無法得出明確的結論，但吃早餐後若能讓血糖曲線更為平穩，就可以提高認知能力。

　　此外，一天中的第一餐所形成的血糖曲線會影響其餘時間的血糖濃度。血糖沒有飆升，就可以像奧利維亞那樣，到了下午還會有飽足感且精力充沛。如果血糖飆升，就會引發連鎖反應，到了晚上以前，會一直想吃東西、感到飢餓和精力不足。這些連鎖反應會日復一日重複發生。

　　因此，如果你只想改善日常飲食習慣的其中一個層面，早餐時請吃不會讓血糖飆升的食物，這樣才能獲得最大的好處，而且馬上就會有立竿見影的效果。

　　這真的是最切合實際的改變。你可以提前想好計畫。人在早上是最有意志力的時候，而且這時周圍通常沒有朋友來誘惑你，叫你不要這樣做。我保證，自製不會讓血糖飆升的早餐，就像準備一碗燕麥片一樣簡單。

5分鐘便可備妥的鹹味早餐

你可以混搭下面的任何一種。

◆ 不必烹煮：

- 貝果配鮮奶油起司，上面放幾片萵苣葉和火雞肉片
- 一罐鮪魚配一些山核桃和橄欖，淋上些許橄欖油
- 一顆蘋果配核桃和幾片切達起司
- 全脂優格配桃子之類的水果片，加上少許中東芝麻醬（tahini）和鹽
- 希臘優格混合 2 湯匙堅果醬和一把漿果
- 半顆酪梨，加上 3 湯匙鷹嘴豆泥、檸檬汁、橄欖油和鹽
- 以堅果為主的自製脆穀麥，或者特別額外提供纖維或蛋白質的穀類食品（請參閱訣竅十後頭的小撇步，了解如何看透包裝說明）
- 幾片火腿配餅乾
- 幾片煙燻鮭魚、酪梨和番茄
- 塗抹杏仁醬的吐司
- 塗抹酪梨泥的吐司

- 番茄配莫札瑞拉起司,淋上少許橄欖油
- 我的最愛:昨天晚餐的剩菜,選這個不用想!

◆ **需要烹煮:**
- 包滿黑豆和碎酪梨的玉米薄餅
- 全套英式早餐(含有雞蛋、香腸、培根、豆類、番茄、洋菇和吐司)
- 水煮蛋配辣醬和酪梨
- 香煎哈羅米起司、番茄、沙拉
- 溫泉蛋配一盤炒青菜
- 藜麥粥配煎蛋
- 香腸和烤番茄
- 碎羊奶乳酪炒雞蛋
- 吐司配一顆煎蛋
- 熱扁豆配一顆煎蛋

◆ **早餐依舊能出現甜味**

如果你還不想跟甜味早餐說再見(或者你和一位很固執的阿姨住在一起,而她喜歡早餐吃自製的薄煎餅),不妨這樣做:吃完鹹味的東西以後再吃甜食。

先吃蛋白質、脂肪和纖維，例如：一顆雞蛋、幾湯匙的全脂優格，或者隨意組合上面「5分鐘便可備妥的鹹味早餐」的食物。然後吃甜食：燕麥片、巧克力、法式吐司、脆穀麥、蜂蜜、果醬、楓糖漿、糕點、薄煎餅或加糖的咖啡。例如，如果我醒來後真的想要吃一點黑巧克力（什麼？就是這樣啊！），我會先吃一盤雞蛋和菠菜之後再吃黑巧克力。

還記得訣竅一的水槽類比〈以正確的順序進食〉嗎？只要胃裡有其他東西，巧克力、糖或澱粉的影響就會減弱。

吃甜味早餐的小撇步

你早上非得吃點甜食嗎？下面說明吃東西的方法，可以避免食物讓血糖飆升得太厲害。

◆ 燕麥

如果你喜歡燕麥（它是澱粉），可以將燕麥與堅果醬、蛋白粉、優格、種子和漿果一起食用。不要添加紅糖、楓糖漿、蜂蜜、熱帶水果或水果乾。

你也可以嘗試奇亞籽布丁：將奇亞籽浸泡在不加糖的椰漿中，隔夜以後加入一勺椰子油。

◆ 巴西莓果碗

　　這本來是一道巴西菜,但現在世界各地都有人吃這種濃稠的漿果果昔,上面覆蓋脆穀麥、水果和其他食物。巴西莓碗是由水果製成,所以聽起來很健康,但你現在知道這樣處理食物絕對不會有益健康。你仔細觀察以後,會發現它完全由糖和澱粉組成。因此,請套用上面燕麥的食用指南。

　　如果你想了解龍舌蘭糖漿和蜂蜜,也想知道它們與低熱量甜味劑相比的結果如何,接下來的訣竅五〈吃你喜歡吃的糖,它們都是一樣的〉會說明這點。

◆ 果昔

　　早餐時可以吃果昔,只是需要加入蛋白質、脂肪和纖維。先添加蛋白粉,然後加入亞麻籽油、椰子油、酪梨、種子、堅果和一杯菠菜。最後,適量加一些糖來調味:最好使用天然漿果,不僅可以增加甜味,而且纖維含量明顯高於其他的水果。

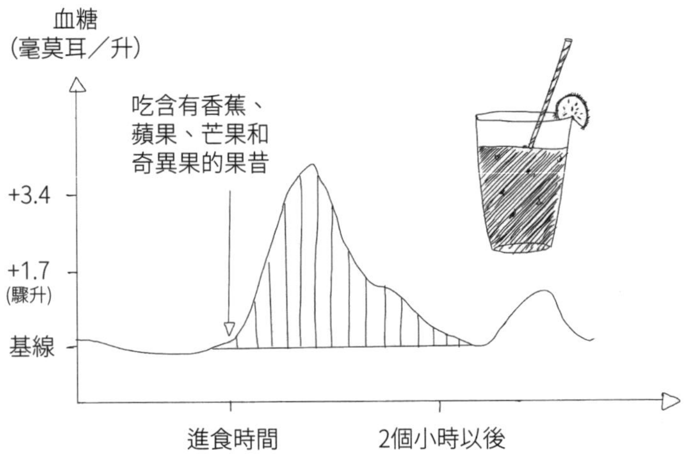

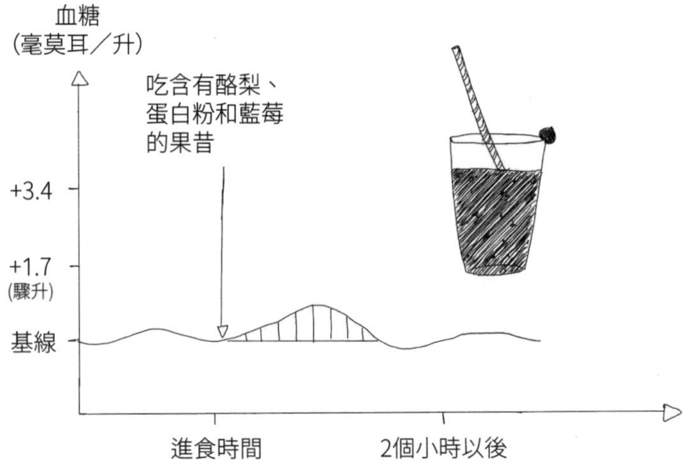

圖 H4-6 ｜果昔中的蛋白質、脂肪和纖維越多，水果越少，吃完後的血糖曲線就越平穩。

下面是我製作果昔時的經驗法則：放入攪拌機中的水果不要超過你能一次吃完的份量。我最喜歡的果昔配方是 2 勺蛋白粉、1 湯匙亞麻籽油、1/4 顆酪梨、1 湯匙爽口的杏仁醬、1/4 根香蕉、1 杯冷凍漿果，以及些許不加糖的杏仁牛奶。

◆ 穀類食品和脆穀麥

有些穀類食品比其他穀物更能讓你的血糖維持平穩。最好挑選標榜高纖維含量和低糖含量的產品。（在訣竅十後頭的小撇步中，我將解釋如何看透包裝上的營養標籤以挑選最好的穀類食品。）然後和 5% 脂肪量的希臘優格一起食用，不要配牛奶，因為牛奶會增加脂肪。最後灑上堅果、大麻籽或奇亞籽，這樣也能添加蛋白質。如果你想吃甜味的，請用漿果，不要加糖。

脆穀麥（也常被稱為格蘭諾拉麥片，Granola）可能看起來更健康，但它通常和其他穀物一樣富含糖分。如果你喜歡吃這種麥片，請挑選堅果和種子含量高的低糖脆穀麥，但最好是自己調製。

如果你愛吃穀物食品，我可以給點建議：如果你早餐不是只吃它，仍然可以去享用這些食物。然而，你要先吃含有蛋白質的東西，然後再吃穀物。

◆ 水果

要讓血糖穩定,最好選擇漿果、柑橘類水果,以及小而酸的蘋果,因為這些食物富含纖維,糖分卻不多。最不好的水果是芒果、鳳梨和其他熱帶水果,因為它們的含糖量很高。吃水果之前要先吃點別的東西。

◆ 咖啡

小心加糖的咖啡。卡布奇諾咖啡比摩卡咖啡更能維持血糖平穩,因為摩卡咖啡含有巧克力和糖。如果你喝咖啡時喜歡加糖,不妨將咖啡與全脂牛奶或奶油(脂肪並不可怕)混合,然後撒上可可粉。由杏仁或其他堅果製成的非乳製品牛奶也很好;它們比燕麥奶更好,因為燕麥奶是由含有更多碳水化合物的穀物所製成,因此會讓血糖上升得更高。

如果你喝咖啡要加糖,事先一定要吃一些能讓血糖穩定的東西,即使只是吃一片起司也好。如果你想知道某些甜味劑是否比其他甜味劑更好,請繼續讀下去。

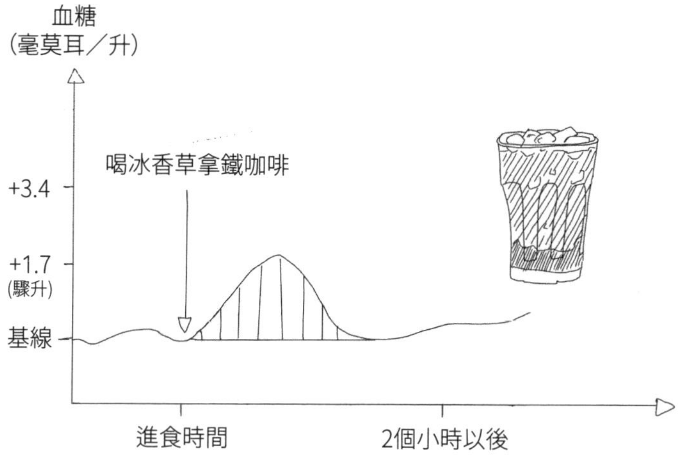

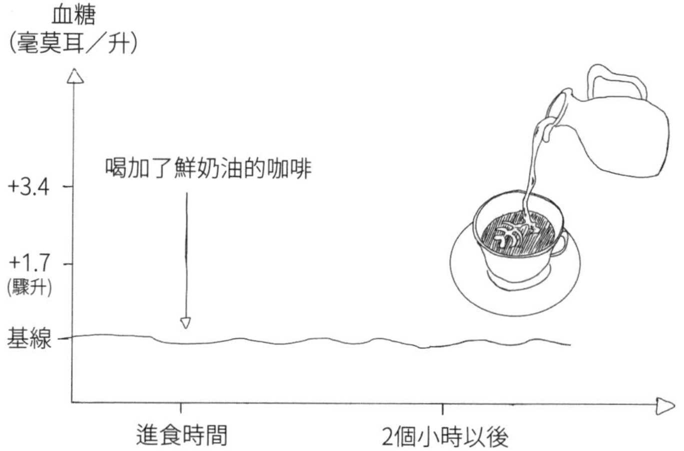

第三部分　如何讓血糖曲線平穩？　| 195

血糖
（毫莫耳／升）

+3.4

+1.7
（驟升）

基線

喝冰香草拿鐵咖啡

進食時間　　　2個小時以後

血糖
（毫莫耳／升）

+3.4

+1.7
（驟升）

基線

喝加了鮮奶油的咖啡

進食時間　　　2個小時以後

圖 H4-7 ｜加糖的咖啡會讓血糖大幅飆升。你可以喝卡布奇諾、美式、瑪奇朵和不加糖的拿鐵，不要喝加了香料、糖漿和糖的咖啡。

◆ 如果我不吃早餐怎麼辦？

沒問題。這樣也可套用同樣的概念。只要第一餐多吃有鹹味的食物，就能讓你一天的血糖維持穩定。

◆ 我是否也應該按照訣竅一的規定，按照正確的順序吃早餐裡頭的食材？

最好是這樣，但如果做不到，也不要有壓力。你應該輕鬆運用本書的訣竅。

如果你要吃一碗全脂優格，上面有種子和堅果麥片，而你又想把這些東西一起吃下去，那就這樣做吧！你選擇吃優格而不是穀物食品，已經做出不錯的選擇了。

◆ 吃蛋不是對心臟不好嗎？

科學家過去認為，吃含有膽固醇的食物（好比雞蛋）會增加罹患心臟病的風險。我們現在知道這不是真的，正如第二部分所說，其實最不好的就是糖。研究指出，糖尿病患者早餐改吃雞蛋而不吃燕麥片時（攝取的熱量不變），他們的炎症就會減輕，罹患心臟病的風險也會降低。

> 試著這樣做：早餐跟午餐一樣，要吃鹹味的食物。
> 這時會發生什麼？你感覺如何？

讓我們回顧一下

許多人早餐習慣吃穀類食品，但正如上面所說，甜味食物會讓血糖曲線像坐雲霄飛車一樣。吃鹹味食物會讓人在接下來的 12 小時裡能夠抑制飢餓感、消除食慾、提高精力，以及讓頭腦更清醒。

我只是想在這裡揭穿早餐吃麥片有益健康的假象。下一項訣竅和我們在食物和飲料中添加糖、蜂蜜和甜味劑有關。有人會說某種糖是「最健康」的，但這種觀念根本是錯的。

訣竅五
吃你喜歡吃的糖，它們都是一樣的

莎士比亞的戲劇《羅密歐與茱麗葉》有一句名言：「玫瑰換了名字，仍然一樣芳香。」你聽過這句話嗎？嗯，糖也是這樣，就算換了名字，仍然會對人體造成同樣的傷害。

◆ 蜂蜜比糖更健康嗎？

正如你在訣竅三〈別再計算卡路里〉所學到的，如果要理解食物對我們身體的作用時，要知道重要的是分子，而不是卡路里。另有一件你根本不要在意的事，就是食物的名稱。

多數人聽到我這麼說會很驚訝，但是從分子層面來看，食糖和蜂蜜沒有差別。食糖和龍舌蘭糖漿之間也沒有區別。老實說，食糖和下面任何一種東西都沒有差別：龍舌蘭糖漿、紅糖、細砂糖、椰糖、粉糖（icing sugar）、金砂糖（demerara sugar）、蒸發的甘蔗汁遺留的糖、蜂蜜、楓糖漿、糖蜜（molasses）、黃砂糖（muscovado sugar）、棕櫚糖、扇椰

子糖（palmyra tree sugar）。這些糖都是由葡萄糖和果糖分子組成，只是包裝不同、名稱不同、價格不同。

蜂蜜起初是植物的花蜜，含有葡萄糖和果糖，就像食糖一樣。紅糖（聽起來很健康，對吧？）跟白糖一樣用完全相同的物質所製成，只是它被糖蜜（製糖過程的副產品）染色了（沒錯，就是染色），所以看起來更有益健康。

黃砂糖比紅糖顏色更深，因為它含有更多的糖蜜。細砂糖和粉糖是磨成更細的食糖。金砂糖和蔗糖呈金黃色，因為它們在精煉過程中被漂白得較少。椰糖是來自椰子，而不是甘蔗或甜菜。棕櫚糖（或扇椰子糖）來自棕櫚。除此之外的糖還有很多種。

外頭有一大堆錯誤訊息：例如，椰糖生產大國的菲律賓曾經公布數據，聲稱椰糖比普通的糖更有益健康，結果後來被證明是胡說八道。

各位明白了嗎？任何一種糖，不管它的顏色、味道或來源是什麼植物，仍然是葡萄糖和果糖組成，依舊會讓我們的血糖和果糖曲線飆升。

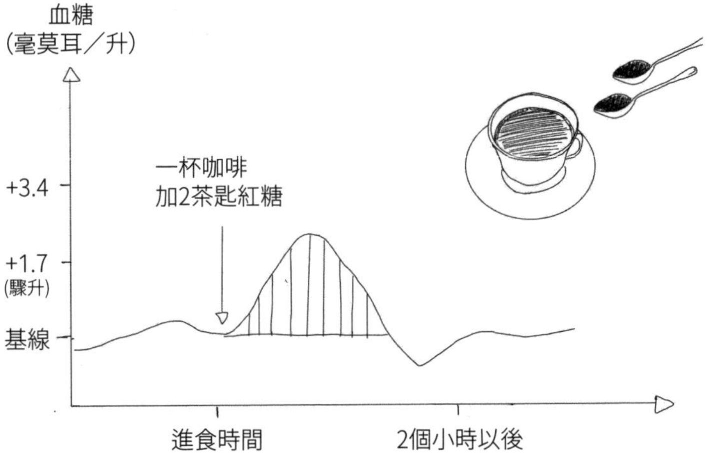

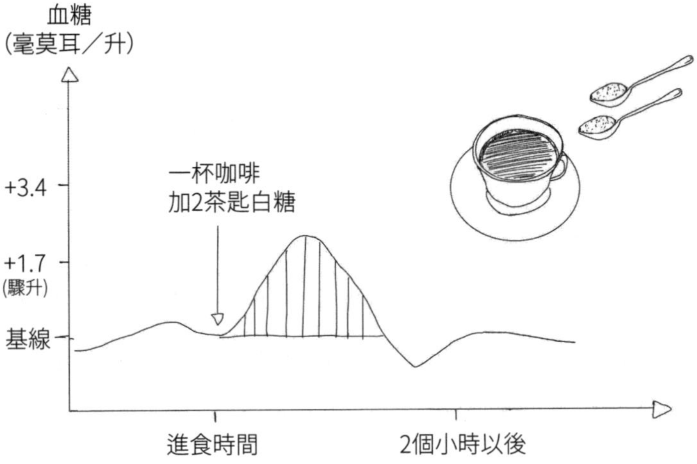

圖 H5-1 ｜許多人認為紅糖比白糖好，其實根本沒有差別。

◆ 天然的糖更好嗎？

不少人都曾聽說過，蜂蜜和龍舌蘭含有「天然」糖分。芒果乾等水果乾含有「天然」糖分，因為它們是來自水果。嗯，我們很自然地認為，這些東西比砂糖好。然而，你不妨去想想：糖都是天然的，因為糖一定是來自植物。有些食糖甚至來自於蔬菜（甜菜），但這並不會讓它們有所不同。糖沒有好壞之分，只要是糖，都是一樣的，不管它來自什麼植物。

分子才是重要的：當糖分到達你的小腸時，都變成了葡萄糖和果糖。無論糖是來自甜菜、龍舌蘭或芒果，人體處理糖的方式都沒兩樣。一旦水果被加工後改變了性質，纖維就被取走了，它就變成了許多種糖中的一種。

水果乾確實仍然存在一些纖維，但是水分都被取出了，所以我們吃水果乾時，吃下肚的數量會比我們吃整顆水果要多得多。因此，我們攝取糖分的速度比自然界要我們攝取的速度要快得多，因此體內血糖和果糖的濃度就會大幅上升。

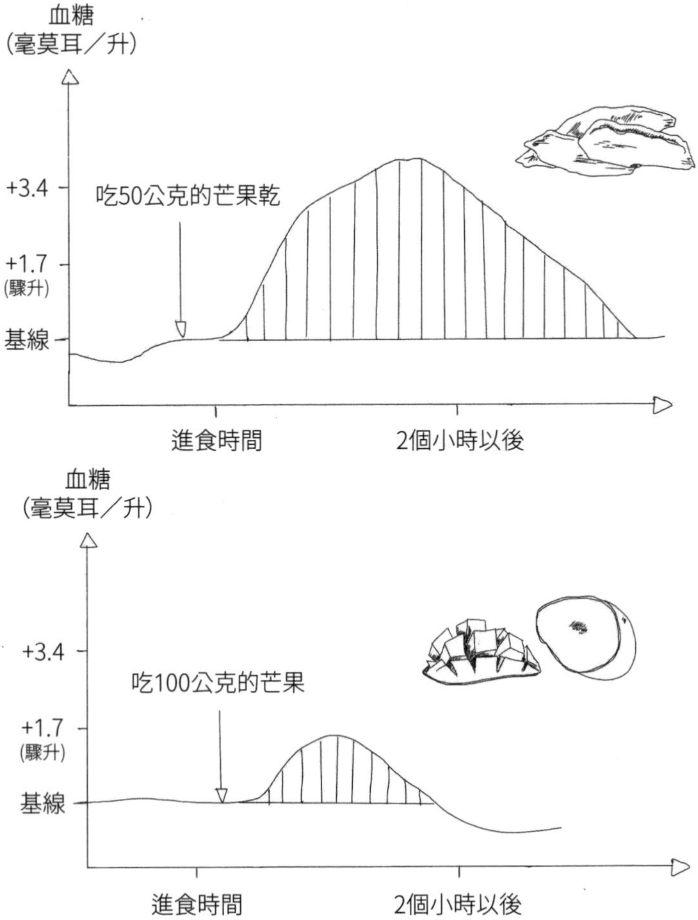

血糖
(毫莫耳／升)

+3.4

+1.7
(驟升)

基線

吃50公克的芒果乾

進食時間　　　2個小時以後

血糖
(毫莫耳／升)

+3.4

+1.7
(驟升)

基線

吃100公克的芒果

進食時間　　　2個小時以後

圖 H5-2 │ 水果乾含有一些纖維，但其中濃縮的葡萄糖和果糖卻會像潮水般衝擊我們的身體。

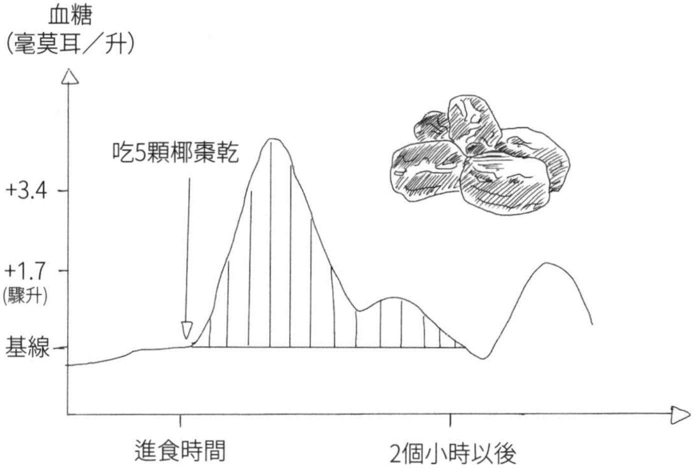

圖 H5-3 ｜糖就是糖。想吃水果的話，就吃整顆水果，不要吃水果乾。

阿曼達的故事

阿曼達二十多歲了，自稱是「瘋狂追求健康的人」，所以非常注意飲食，會定期鍛鍊身體，而且她第一次懷孕時身體還是保持良好的狀態。這就是為什麼她被診斷出患有妊娠性糖尿病會這麼讓人震驚。阿曼達很害怕，擔心自己，也擔心肚子裡的孩子。她也感到親朋好友都在議論她。他們也不相信阿曼達會得到這種病：「什麼！妳有糖尿病？我們還以為妳很健康呢！這怎麼可能？」

隨著預產期臨近，阿曼達的血糖濃度不斷上升，胰島素抗性也變得更嚴重。她感覺自己失控了。她真的認為自己吃得很健康，因為她想吃糖時，就會猛吃水果乾。

　　阿曼達寫信告訴我，說她在「血糖女神」發現的訊息讓她收回了一點控制權。她終於了解，得到糖尿病不是她的錯。她從讀到的貼文和訊息中了解，許多健康的人也會得到妊娠性糖尿病。她知道可以採取哪些措施來讓血糖曲線變平穩並且不用一直服藥。

　　阿曼達以前每天都要吃水果乾，現在不吃了。然後，她早餐改吃鹹味食物，把燕麥換成雞蛋。她只是稍微調整飲食習慣，就把妊娠性糖尿病控制得很好，整個懷孕期間的體重都很正常，而且也不必繼續服藥。阿曼達告訴我她生了一個小男孩，而且母子均安，我聽完後很激動。

◆ 不是說龍舌蘭糖漿的「升糖指數很低」嗎？

　　在阿曼達懷孕期間，有人還告訴她龍舌蘭糖漿比糖更適合她，因為龍舌蘭糖漿的升糖指數較低。那是什麼？讓我們來深入了解一下。

　　無論糖的來源如何，糖就是糖，但其實葡萄糖和果糖分子的比例會因糖的種類而不一樣。有些糖含有更多的果糖，

而有些則含有比較多的葡萄糖。雖然龍舌蘭糖漿可能經常被推薦給糖尿病患者以及被診斷患有妊娠性糖尿病的女性，但它實際上含有比砂糖更多的果糖（90%比50%）。也就是說，吃龍舌蘭糖漿，果糖曲線會更加大幅上升。

現在，請各位想想：你還記得第一部分的說明嗎？果糖對人體的危害更甚於葡萄糖：它會讓肝臟不堪重負、轉變成脂肪、導致胰島素抗性、比葡萄糖更會讓我們增加體重，以及不會讓人有飽足感。因此，**龍舌蘭糖漿比食糖含有更多的果糖，所以更有害身體健康。**

別相信不實的說法。

◆ 聽說蜂蜜含有抗氧化劑？

我說明訣竅四的時候指出，為了攝取維生素而去喝果汁是沒有道理的，所以為了攝取抗氧化劑而去吃蜂蜜也是沒有道理的。蜂蜜的確有抗氧化劑，果汁含有維生素，但它們也有大量的葡萄糖和果糖，這樣更容易傷害身體。我告訴各位：蜂蜜並沒有那麼多的抗氧化劑；你吃半顆藍莓，就能攝取等於一茶匙蜂蜜所含的抗氧化劑。沒錯，只要半顆藍莓！

◆ 告訴各位好消息：你喜歡吃哪種糖都行

我們不必靠糖來存活（回想一下，身體不需要果糖，只需要葡萄糖。如果我們不吃它，身體也會自行製造葡萄糖），我們也不必靠吃糖來獲取能量（別忘了，糖其實會降低身體的能量水平）。

不管是哪一種糖，人吃糖都是為了貪圖美味，所以要吃糖，就吃你最喜歡的，但記得別過量。如果你不想吃砂糖而更喜歡蜂蜜的味道，那就去吃蜂蜜。你要是喜歡用紅糖烘焙，那也行。

◆ 如果你想吃甜食，盡量多吃水果

想要吃甜食時，最好吃整顆水果。請記住，這就是大自然希望我們攝取葡萄糖和果糖的方式——少量攝取，糖分不要太濃，要和纖維一起食用。

請在燕麥片中加入切片的蘋果來代替食糖，還有在優格中加入漿果，不要添加蜂蜜。

還有其他不錯的東西可以添加到燕麥片或優格，包括：肉桂、可可粉、熟可可粒（cacao nib）、不加糖的椰子絲或不加糖的堅果醬（我知道這很奇怪，但堅果醬嚐起來很甜，可以當作為甜食來添加到其他的食材）。

人工甜味劑

上面說的是「天然的」糖。那人工甜味劑（artificial sweetener，又稱代糖）怎麼樣呢？

某些人造甜味劑會讓胰島素濃度飆升，表示它們會讓身體儲存脂肪而讓我們的體重增加。例如，研究指出，當人從飲用無糖飲料轉為喝白開水時，雖然攝取的熱量不變，體重卻能減輕更多（根據一項研究，喝水的人，六個月後會多減掉兩磅）。

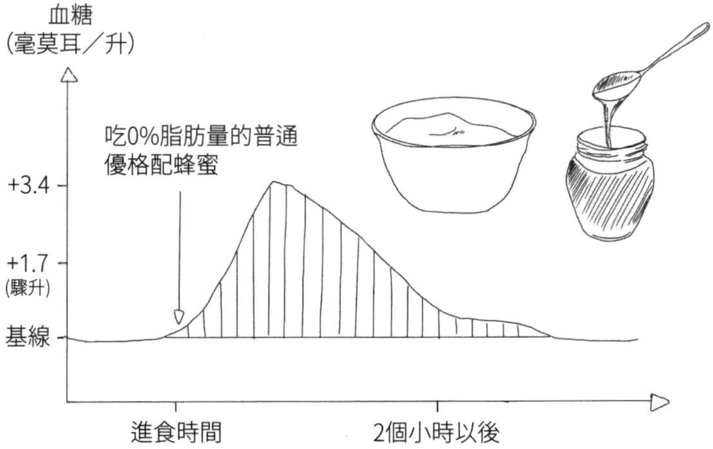

血糖
（毫莫耳／升）

吃0%脂肪量的普通優格配蜂蜜

+3.4

+1.7
(驟升)

基線

進食時間　　2個小時以後

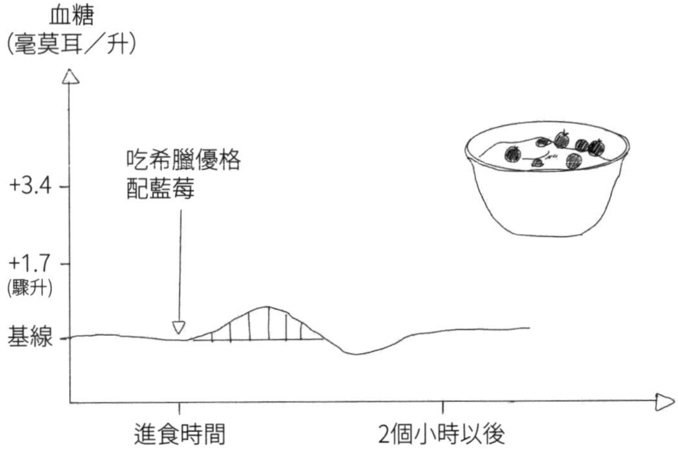

圖 H5-4 ｜ 5% 脂肪量的希臘優格配藍莓和 0% 脂肪量的普通優格配蜂蜜一樣甜，但前者不會讓血糖飆升得那麼厲害。

此外，初步研究表明，甜味劑就像糖一樣，人吃下去以後，可能會更想要吃甜食。根據理論，甜味劑的熱量較低，所以我們更會認為自己能再多吃一塊餅乾。人造甜味劑還有可能改變腸道的細菌組成，從而造成潛在的負面影響。

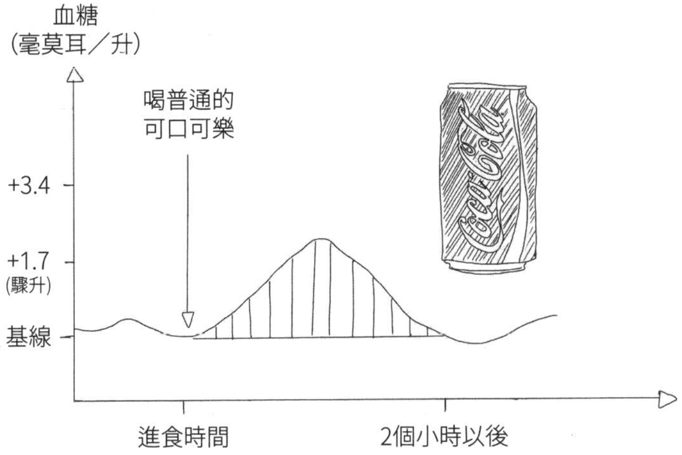

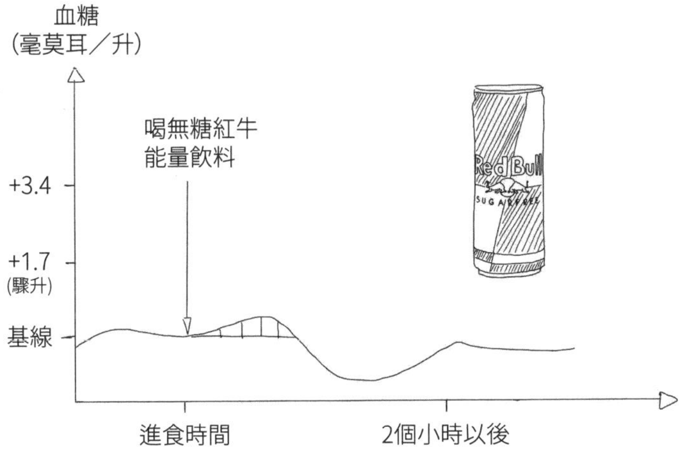

血糖
(毫莫耳/升)

喝普通的
可口可樂

+3.4

+1.7
(驟升)

基線

進食時間　　2個小時以後

血糖
(毫莫耳/升)

喝無糖紅牛
能量飲料

+3.4

+1.7
(驟升)

基線

進食時間　　2個小時以後

圖 H5-5 ｜無糖紅牛能量飲料（Red Bull）含有阿斯巴甜。阿斯巴甜可能會導致胰島素飆升，但科學界還沒確認這一點。紅牛飲料含有阿斯巴甜，所以我喝了它以後，血糖濃度會下降──胰島素激增，才會讓血糖下降。

不會影響血糖和胰島素濃度的最佳甜味劑包括：

- 阿洛酮糖（allulose）
- 羅漢果糖（monk fruit）
- 甜葉菊（stevia，要採用純甜葉菊萃取物，因為其他形式的甜葉菊會添加讓血糖飆升的填料）
- 赤藻糖醇（erythritol）

建議各位少吃某些人造甜味劑，因為它們會增加胰島素和／或血糖濃度（尤其是與其他食物混合使用時），或者會導致其他健康問題。這些人造甜味劑包括：

- 阿斯巴甜
- 麥芽糖醇（maltitol，消化後會轉變成葡萄糖）
- 蔗糖素（sucralose）
- 木糖醇（xylitol）
- 醋磺內酯鉀（acesulfame-K）

甜味劑不是糖的完美替代品。許多人不喜歡它們的味道，有些人吃了甜味劑以後，甚至會頭痛或胃痛。它們的味

道其實不如糖。早餐喝奶昔時加點羅漢果糖是可以的,但有時候(例如烘烤食物時)你只需吃真正該吃的東西。在我看來,可以適當利用甜味劑來讓我們擺脫嗜吃甜味的需求。因為甜的東西是會讓人上癮的。

◆ 零卡飲料呢?

讓我們把話說清楚:在別無選擇的情況下,喝添加人造甜味劑的零卡飲料比喝普通的碳酸飲料更好。然而,零卡飲料跟白開水不一樣,它們含有人造甜味劑,可能會造成上面講的某些有害結果。

◆ 上癮的問題

吃甜食很容易上癮。我曾經也很愛甜食。會有這種感覺並不是我們的錯。別忘了,甜味會激發大腦的成癮核心,所以甜食吃得越多,就越想要吃它。

要慢慢戒掉甜食,可以依照下面的方法。喝咖啡時不要加糖,改用阿洛酮糖,然後逐漸減少用量。下次你想吃甜食或巧克力時,不妨去吃一顆蘋果。或者當你很想要吃甜食時,可以去深呼吸。根據我的經驗,這種慾望通常會在20分鐘以後消失。然而,如果你還很想吃,就去吃別的東西,

通常可以吃含有脂肪的食物，好比起司，這樣就能解決問題。我也喜歡喝有天然甜味的茶，例如肉桂或甘草。喝這種茶也能幫助我解癮。

如果你仍然想要吃點甜的東西，那就去吃吧，不要感到內疚。

讓我們回顧一下

我們不太可能完全不吃糖，吃點糖是沒關係的。如果你生日的時候只能吃抱子甘藍，而不是生日蛋糕，那過生日還有什麼樂趣呢？

假使我們不要每次吃糖時都認為自己很失敗，而是在吃糖前多加考慮，並且欣然接受糖也是生活的一部分，那會怎麼樣呢？

當我媽媽做生日蛋糕（巧克力蛋糕，有酥脆、閃亮、含糖的外殼）、當我祖母做巴西巧克力球（brigadeiro，一種由巧克力和甜煉乳製成的美味巴西甜點）、當我吃我最喜歡的冰淇淋（哈根達斯比利時巧克力淋上兩勺巧克力醬），或者當我想吃一塊巧克力時（你現在知道我很喜歡巧克力了吧！），我就會放膽去吃。在別的時候，如果我想吃甜食，

我會吃漿果、羅漢果糖、杏仁醬或熟可可粒。我經常被問到這樣的問題：「睡覺前可以喝蜂蜜加牛奶嗎？」或者「吃煎餅時加楓糖漿是不好的嗎？」而我的回答是：如果你真的很喜歡，就不要擔心，血糖偶爾飆升一下沒有關係。

◆ 適量吃糖就沒問題

我們不該去做自己辦不到的事情。我說過這樣的話：「從明天開始，我再也不吃杯子蛋糕了。」我還說過：「這是我最後一次吃巧克力了。」然而，一旦我們為了強制改變生活方式而限制自己吃某些東西時，這樣就起不了作用。我們鐵定會再也忍不住，然後就把餅乾盒裡的餅乾一掃而空。

我們往往認為，如果我們不能完美做好某一件事，比如節食，那就根本不應該去做。人生不是這樣的。做事的重點是要盡力而為，只要你開始感覺有進步，你的渴望就會消散，然後你會很驚訝，發現減少糖分攝取其實不難。

我在前一章向各位保證過，如果你早餐時不吃糖，我就會告訴你如何在當天稍晚的時候去享用甜食。接下來的三個訣竅會告訴各位，如何吃甜食時也讓血糖曲線保持穩定。這就表示你盡可以去吃喜歡的東西，而又不會增加體重、加深皺紋、增加動脈的斑塊，或承受其他高血糖濃度導致的短期

或長期後果。

這聽起來很像變魔術,但它是基於科學來達成的。

訣竅六
寧可吃飯後甜點，也不要吃甜零食

我們一吃完飯，通常很快就會去洗碗、回頭去工作或繼續做想做的事。然而，當我們吃飽以後，身體器官才剛剛要開始工作——在我們吃完最後一口食物以後，它們平均會繼續工作四個小時。這段忙碌的時間就是我們說的「進食後」或餐後狀態。

餐後狀態會發生什麼事？

餐後狀態是我們一天中發生荷爾蒙和炎症變化最劇烈的時刻。為了消化、分類和儲存我們剛吃下肚的食物中的分子，血液會湧入消化系統，荷爾蒙也會像潮水一樣拚命分泌。有些系統會暫停運作（包括免疫系統），其他系統則會被激發（例如脂肪儲存）。胰島素濃度、氧化壓力和炎症會增加。飯後血糖或果糖飆升得越高，身體就越需要應對餐後狀態，因為它需要控制更多的自由基、糖化作用以及釋放的

胰島素。

有餐後狀態是正常的，但人體也得耗費時間去處理它。處理一頓飯吃下的食物或多或少需要耗點精力，至於耗費多少，取決於我們剛剛攝取的葡萄糖和果糖的量。一天有 24 小時，我們通常大約有 20 個小時處於餐後狀態，因為我們平均每天吃三餐，外加兩頓零嘴。過去的生活不是這樣的：一直到 1980 年代以前，人們只吃兩餐，中間並不常吃零食，所以只有 8 到 12 個小時處於餐後狀態。零食是 1990 年代的發明，跟低腰牛仔褲一樣（要穿這種褲子之前，請三思而後行）。

當我們的身體不處於餐後狀態時，事情就好辦多了。這時器官就會負責清理任務，用新細胞替換受損細胞，同時清理體內的系統。例如，只要我們幾個小時沒有吃東西，小腸就會發出咕嚕聲，表示清空的消化道正在清潔內壁。當我們不處於餐後狀態時，胰島素濃度就會下降，身體就可以重新燃燒脂肪，而不是儲存脂肪。

你可能聽人說過，史前時代的人可以長時間不進食。這是因為我們可以輕易在使用葡萄糖作為燃料（來自最後一餐）和使用脂肪作為燃料（來自脂肪儲存）這兩種模式之間切換。正如先前所講，這種轉換能力稱為代謝靈活度。它是

新陳代謝是否健康的主要衡量標準。

各位還記得瑪利嗎?她以前出門時都要帶一袋零食,所以她就是新陳代謝靈活度低下的例子。她每 90 分鐘就需要進食一次,因為她的細胞每隔幾個小時就得依賴葡萄糖作為燃料。瑪利改變飲食方式以後,重新訓練了身體細胞,讓它們使用脂肪作為燃料。然後,她就可以數個小時不進食,因此就增加了新陳代謝靈活度。

要增加新陳代謝靈活度,用餐時請吃得更多,讓你更有飽腹感,這樣就不需要每隔一到兩個小時就得吃一次零食。這跟一般人想的不一樣,因為我們通常認為,要「少量多餐,一天吃六頓」,這樣比吃兩頓或三頓大餐更好。然而,研究結果證實這種想法是錯誤的。針對這點,捷克共和國的科學家在 2014 年對第二型糖尿病患者進行了測試。他們決定每天的卡路里配額,讓其中一組受測者在兩頓大餐中攝取這些卡路里,而另一組則分成六頓,少量多餐,分批攝取相同的熱量。只吃兩餐的小組不僅減掉了更多體重(三個月內減掉了 3.6 公斤,另一組只減掉 2.3 公斤),而且他們整體健康狀況的關鍵指標也有所改善:空腹血糖降低、肝臟脂肪減少、胰島素抗性降低、胰臟細胞變得更健康。攝取相同的卡路里,效果卻有所不同。(我又要講我最喜歡的格言:**卡路里**

不是一切。）

另一種改善新陳代謝的方法是所謂的間歇性斷食，你可以一次禁食6、9、12或16小時，或者每週有幾天減少攝取卡路里。

這一章不是要討論這個。我要告訴各位的是血糖飆升的最新研究結果：如果你想吃甜食，最好餐後吃甜點，別在平常空腹時吃甜食。要想知道其中原因，必須了解餐後狀態。

為什麼說寧可吃飯後甜點

當我們不吃零食時，身體系統會有更長的時間不處於餐後狀態。這樣一來，身體就有時間去進行上面提到的清理工作。餐後吃甜點，可以減緩相應的血糖飆升，因為（在此感謝訣竅一）吃完其他食物之後最後再吃糖和澱粉（不要先吃糖和澱粉，或者單吃零食而攝取糖和澱粉），就能讓它們更慢從水槽移動到管道。

因此，無論你想吃一片水果、一碗果昔、一顆太妃糖或一塊餅乾，請在飯後吃。

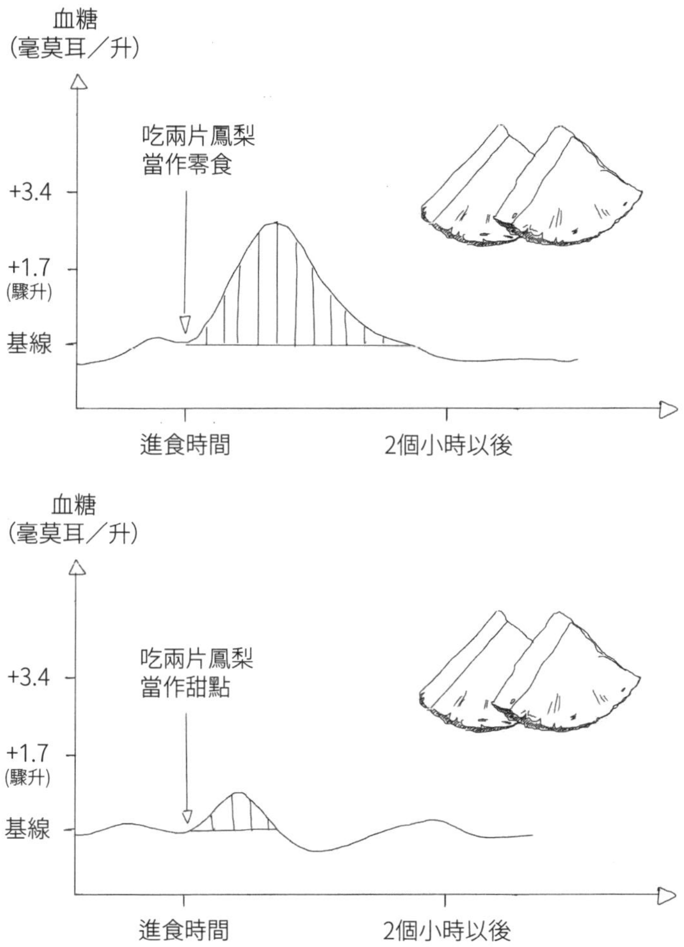

第三部分 如何讓血糖曲線平穩？ | 219

血糖
(毫莫耳／升)

+3.4

+1.7
(驟升)

基線

吃兩片鳳梨
當作零食

進食時間　　　2個小時以後

血糖
(毫莫耳／升)

+3.4

+1.7
(驟升)

基線

吃兩片鳳梨
當作甜點

進食時間　　　2個小時以後

圖 H6-1 │ 同樣是吃鳳梨，血糖飆升的幅度卻不同。如果你先吃含有脂肪、纖維和蛋白質的食物，然後吃鳳梨作為甜點，鳳梨就不會讓血糖大幅度驟升。把鳳梨作為零食吃的時候，血糖會飆升，即便反應性低血糖的情況的確比較輕，但兩害相權取其輕，血糖峰值越高，導致的症狀就越多。

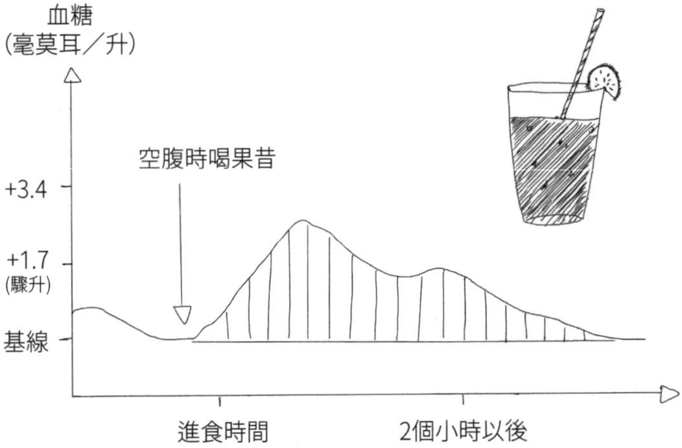

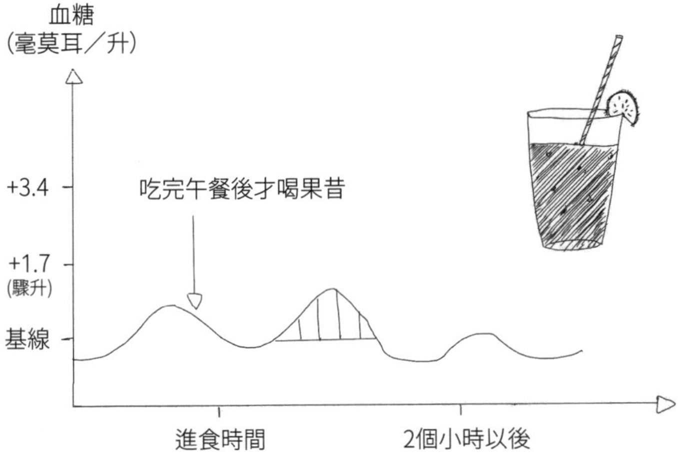

血糖
(毫莫耳／升)

+3.4

+1.7
(驟升)

基線

空腹時喝果昔

進食時間　　2個小時以後

血糖
(毫莫耳／升)

+3.4

+1.7
(驟升)

基線

吃完午餐後才喝果昔

進食時間　　2個小時以後

圖 H6-2｜選擇用餐後攝取糖分的主因是不要讓血糖上下波動。空腹時喝果昔會導致大約 2.8 mmol/L 的血糖峰值；飯後吃的話，它引起的整體血糖濃度變化較低。

> 試著這樣做：如果你想在兩餐之間吃點甜食，先把它放在一邊，擺在冰箱裡或其他地方，等到下一頓飯吃完後再當作甜點來享用。

佳蒂爾的故事

佳蒂爾住在科威特，是一名翻譯，也是三個孩子的母親。她患有多囊性卵巢症候群，她從13歲第一次來月經以後就一直這樣。

佳蒂爾飽受各種症狀所苦，好比長青春痘、情緒波動和體重增加。她還曾經流產過幾次。幾年以前，31歲的她被診斷出患有胰島素阻抗，而且當時月經就完全停止。

佳蒂爾的醫生要她改變生活方式，叫她吃得更好，而且要多運動。然而，佳蒂爾不知道從哪裡開始。醫生的建議非常模糊，她聽完以後也沒有什麼感覺。佳蒂爾不知道下一步該怎麼做，她也不相信自己可以控制病情，直到有一天她在IG上發現了「血糖女神」。

她突然豁然開朗，明白了一切。胰島素抗性和多囊性卵巢症候群是相關的，這兩種病症都出自相同的原因，也就是

血糖濃度失調。佳蒂爾了解這點之後，生活大幅改變。最重要的是，當她知道不必再次節食就能緩解自己的症狀時，感到非常興奮。她已經試過上百次的節食，早就厭煩了，根本不想繼續做了。

　　她嘗試了我的某些訣竅，開始按正確的順序吃東西，也不喝果汁而改喝茶。她用羅漢果糖取代了砂糖。此外，她並沒有不吃她喜歡的巧克力和糖果，但現在只把它們當作甜點而不是零食來吃。她現在一天只吃三餐，而不是吃三餐外加零嘴。

　　三個月以後，她的月經回來了。佳蒂爾還有其他的改變：平均血糖濃度以前是 9 mmol/L，現在是 5 mmol/L。她減掉了 9.1 公斤，也擺脫了多囊性卵巢症候群症狀和胰島素抗性。她也感覺自己的心情不同了，對孩子更有耐心了。「我從來都沒有這樣的感覺。我現在感覺很棒。我的身體現在很健康了。」

　　佳蒂爾的醫生看到她有這樣大的改變，感到驚嘆不已，因此問她：「妳做了什麼？」佳蒂爾就向他分享她所學到的一切。

◆ 我應該每天只吃一餐或兩餐嗎？

你不需要這樣虐待自己。有些人認為這種間歇性斷食很適合他們，而某一些人則覺得很難堅持下去。研究指出，對於男性和處於生育年齡的女性而言，斷食的好處更為明顯。但是禁食時間過長和過於頻繁，可能會導致荷爾蒙紊亂和其他種類的生物性壓力。先嘗試一天吃三餐，看看有怎樣的感覺再說。

◆ 宵夜該怎麼辦？

如果你通常在晚飯後幾個小時吃甜食，最好換個方式，改在你吃完主食後把它當作甜點。假使你非得吃宵夜不可，就繼續讀下去，看看別的訣竅是否能夠幫助你。

◆ 我怎麼知道自己的新陳代謝是否靈活？

如果你可以輕鬆在兩餐之間熬過五個小時而不會感到頭暈、顫抖或飢餓，你的新陳代謝就可能很靈活。

讓我們回顧一下

吃甜食的最佳時間是在你已經吃完含有脂肪、蛋白質

和纖維的食物之後。我們空腹吃甜食時，就會讓身體系統進入餐後天旋地轉的狀態，讓血糖和果糖的濃度立即飆升。如果你一定要空腹吃甜食，好比有人突然請你參加生日派對、週間參加烤麵包比賽、或者和你喜歡的人約會時一起吃冰淇淋，我會替你想辦法解決問題。繼續讀下去，我會透露另一個超酷的訣竅。

訣竅七
吃飯前先喝點醋

你想在堅果巧克力蛋糕上淋一點醋嗎？應該不會吧！別擔心，我沒有要你這樣做。我是說你最好在要吃甜食以前，先啜飲一杯加了醋的飲料，不管你是把它當作甜點，還是將它視為另一種零食。

這樣做很簡單，但效果卻很顯著。在吃甜食以前的幾分鐘，先喝一湯匙的醋和一高腳杯白開水混合而成的飲料，就可以抑制隨之而來的血糖和胰島素驟升。這樣一來，就可以克制食慾，只要能壓下飢餓感，就能燃燒更多的脂肪。你也不用花很多錢：雜貨店賣的普通醋，一瓶價格不到 2 英鎊，裡頭就有超過 60 份一湯匙的份量，很划算吧！

醋是酒精發酵後的酸味液體，這得感謝能將其轉化為醋酸的常見細菌。千古以來，這些細菌就一直存在，甚至能存活於我們呼吸的空氣中。如果你把一杯酒放在桌上，然後去出外度假，幾個禮拜回來時，酒就會變成醋。

常見的醋包括米醋、白酒醋、紅酒醋、雪莉醋、巴薩米

可醋和蘋果醋 。使用這項訣竅時，最多人使用蘋果醋，因為多數人發現，用高腳杯白開水稀釋蘋果醋之後，喝起來的味道最棒。然而，所有的醋都能對血糖起到相同的作用，所以你盡可放心去挑選你喜歡的醋。（請注意，檸檬汁無法達到同樣的效果，因為它含有的是檸檬酸，不是乙酸。）

馬納茲的故事

幾個世紀以來，醋一直被吹捧為健康飲品。在 18 世紀時，醋甚至被做成茶的模樣給糖尿病患者飲用。在伊朗，無論男女老少，每天都會喝好幾回加入醋的各式飲品。馬納茲來自德黑蘭，是「血糖女神」IG 社群的一名成員。他說道：「我們家好幾代的人都一直喝蘋果醋。我的祖母會親自製作醋，然後給所有的家人喝。喝醋是我們文化的一部分，歷代祖先都說喝醋有益身體健康。至於為什麼醋對人體有好處呢？我還沒看到妳的 IG 之前，根本不知道原因。」

如果你也想開始製作醋，下面是馬納茲祖母的做法：

把香甜的蘋果洗乾淨,然後搗碎。

將搗碎的蘋果放入桶中。

蓋上蓋子,置放 10 到 12 個月。

置放的地方要很熱,而且陽光要充足。

會引來昆蟲是好事,表示醋發酵得很棒。

所以不要驚慌,昆蟲只是來幫忙的。

醋發酵好以後,要使用有小孔的織物把它仔細過濾兩次。

儘管人們幾個世紀以來一直在喝醋,但直到最近,科學家才終於了解醋為何對健康有益的機制。

在過去十年,全球有數十個研究團隊檢測過醋對人體的影響。以下是多數研究的進行方式:召集三十到幾百名受測者。要求一半的受測者在飯前喝加入一到兩湯匙醋的一大杯水,另一組人則是喝安慰劑,那是一種嚐起來像醋、但不是醋的東西,然後就這樣試驗三個月。追蹤他們的體重、血液標記(blood marker)[5]和身體組成(body composition)。

---

5 譯註:可從血液樣本分離出的疾病或病症的徵兆。例如,單株抗體 D8/17(monoclonal antibody D8/17)是與鏈球菌相關的小兒自體免疫疾病的診斷標記。

研究團隊確保這兩組受測者吃相同的飲食和進行同樣的運動，也會躺在沙發、抓起爆米花來吃和看電視。

研究人員發現，受試者飯前喝醋喝了三個月，體重就減輕了約 0.9 到 1.8 公斤，內臟脂肪、腰圍和臀圍以及三酸甘油酯水平也有所降低。在其中一項研究中，兩組受測者都嘗試了嚴格的減肥飲食，喝醋的那組雖然攝入的卡路里數量與不喝醋的那組相同，卻減掉了兩倍的體重（約 5 公斤對 2.3 公斤）。巴西的一個研究小組認為，醋會對減少脂肪產生影響，因此比許多被吹捧為脂肪燃燒物（fat burner）的產熱補充劑（thermogenic supplement）更有效。

醋的好處很多。對於沒有糖尿病的人、有胰島素抗性的人、患有第一型或第二型糖尿病的人，每天只要喝一湯匙的醋，就能顯著降低血糖濃度。在患有多囊性卵巢症候群的女性身上也能看到這種效果：在一項小型的研究中（肯定需要重複幾次實驗，才能確認這種結論），七分之四的女性只要每天喝一杯醋飲料，40 天以後就恢復了月經。

所有受測者的身體都出現了下面的變化情形：當他們在吃富含碳水化合物的食物之前喝醋，吃完那頓飯的血糖峰值就降低了 8% 到 30%。

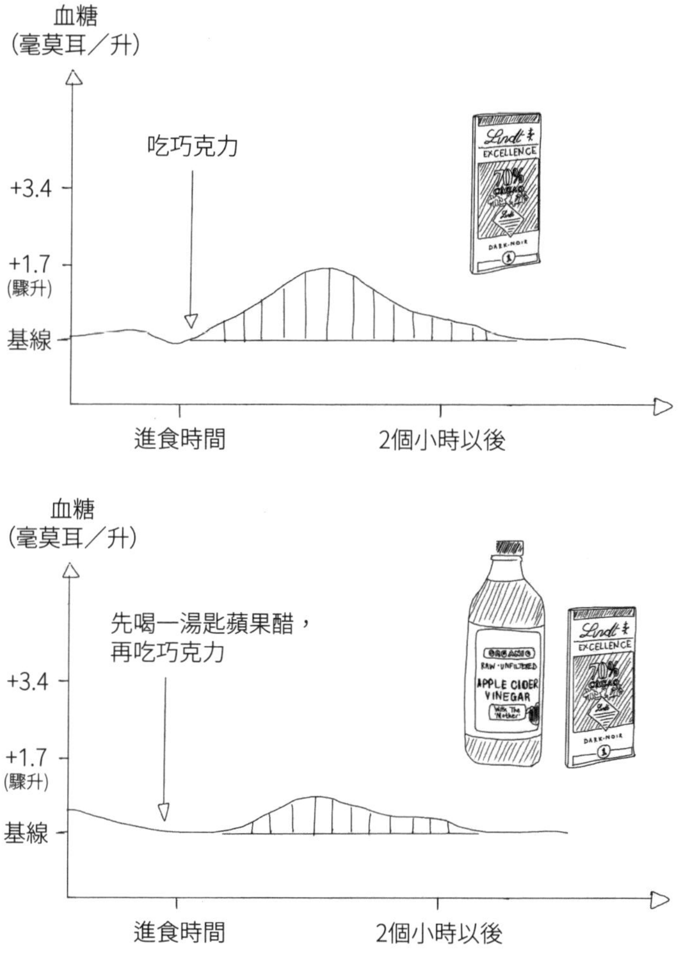

第三部分　如何讓血糖曲線平穩？ | 229

血糖
(毫莫耳／升)

吃巧克力

+3.4

+1.7
(驟升)

基線

進食時間　　2個小時以後

血糖
(毫莫耳／升)

先喝一湯匙蘋果醋，
再吃巧克力

+3.4

+1.7
(驟升)

基線

進食時間　　2個小時以後

圖 H7-1 ｜這是我為證明科學理論而進行的測試：喝醋去抑制血糖驟升。

這是如何發生的呢?我們有一條重要的線索:**在進食前喝醋,可以降低胰島素的量**(某一項研究指出,胰島素大約降低 20%)。

這就告訴我們,喝醋不會增加體內胰島素的量來讓血糖曲線變平穩。這是一件非常好的事情。其實,你可以給某人注射胰島素或讓他們吃藥或喝飲料來讓葡萄糖曲線變平緩,因為某些藥物或飲料會讓人釋放更多的胰島素到身體系統之中。這是因為體內的胰島素越多,肝臟、肌肉和脂肪細胞就會越努力從血液中去除多餘的葡萄糖並迅速將其儲存起來。然而,雖然胰島素降低了血糖濃度,但也會增加炎症以及讓人增加體重。我們真正想要的是,在不增加體內胰島素的情況下使血糖曲線變平坦。這就是醋的作用。

那麼,醋是如何運作的?科學家認為,可能有幾件事在起作用。

醋的運作原理

還記得新芽傑利和人類共有的酵素 α 澱粉酶嗎?植物用這種酵素將澱粉切成葡萄糖,人類則用它將嘴裡的麵包轉化為葡萄糖。科學家發現,醋裡頭的醋酸會暫時使 α 澱粉

酶失靈。因此，糖和澱粉被轉化為葡萄糖的速度變得更慢，血糖就會更柔和地衝擊身體系統。大家可能還記得訣竅一〈以正確的順序進食〉，纖維對 α 澱粉酶也有這種影響，這也是纖維能讓血糖曲線變平穩的原因之一。

其次，醋酸一旦進入血液，就會滲透到肌肉，然後促使肌肉比平時更快地製造肝醣，從而讓肌肉更有效地轉換葡萄糖。

因此，有這兩個因素，一是葡萄糖釋放到體內的速度更慢，二是肌肉吸收葡萄糖的速度更快。這一切就讓自由流動血糖變少，因此血糖峰值就會較低。

更重要的是，醋酸不僅可以減少胰島素（這有助於讓我們回到燃燒脂肪的模式），對我們的 DNA 也有顯著的影響。它會告訴 DNA 去稍微重新進行編程，讓粒線體燃燒更多的脂肪。我沒騙你，真的是這樣！

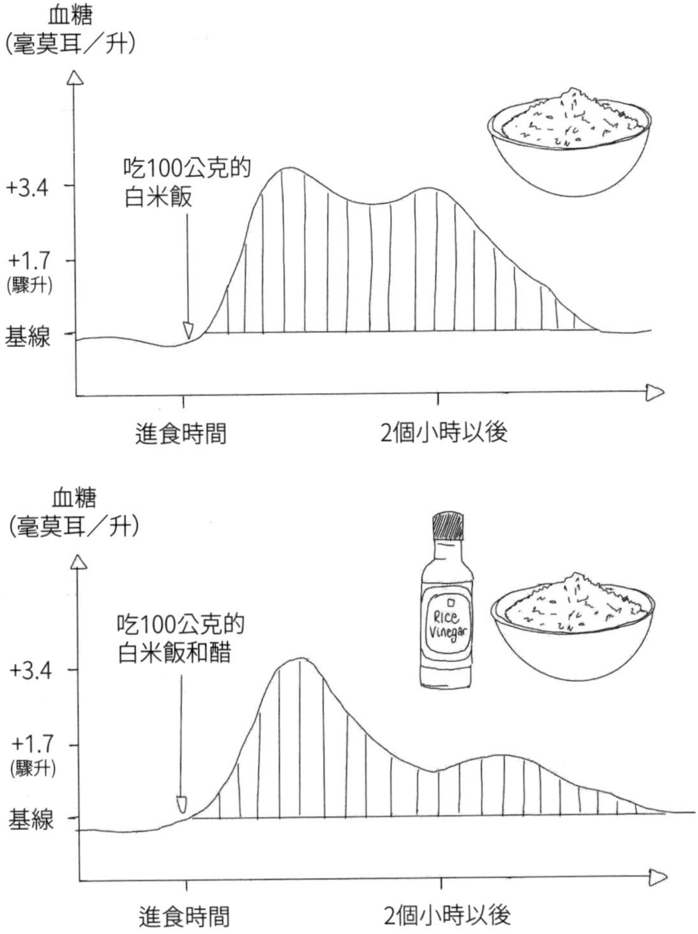

圖 H7-2 ｜任何種類的醋都有效。在一碗白米飯中加入一湯匙米醋（按照日本傳統）有助於穩定血糖濃度。

◆ 這對我們意味著什麼？

吃甜食和澱粉類食物的時候可以運用這項訣竅。你也許正想吃一大碗義大利麵或者正在參加某人的生日聚會，下午一定要吃巧克力蛋糕。這時，你可以先喝點醋，減緩血糖飆升造成的副作用。

拿一大杯水，加入一湯匙的蘋果醋。如果你不喜歡這種味道，請從一茶匙或更少的量開始，然後逐漸加量。拿起一根吸管，在你吃含有葡萄糖食物 20 分鐘前、吃東西的過程或吃完後 20 分鐘內漸次喝下這杯飲料。

使用這項訣竅時還有一個更簡單的方法：既然你在吃飯前都會先吃綠色的開胃菜，不妨在調料中加點醋。在有史以來首度檢視醋和血糖驟升關係的研究中，受測者分別吃了兩種餐點：一組吃沙拉時加橄欖油，然後吃麵包；另一組吃沙拉時配橄欖油和醋，然後吃麵包。多吃了醋的受測者，他們的血糖峰值降低了 31%。所以請大家下次要點調味醋醬，不要點以美乃滋為基底的調味料。

如果你的餐點會讓血糖飆升，在吃這些食物時喝點醋，最能抑制血糖飆升。然而，看你想把血糖濃度降到何種程度，你可以隨時去喝點醋。（後續幾頁有更多以這種方式使用醋的食譜。）

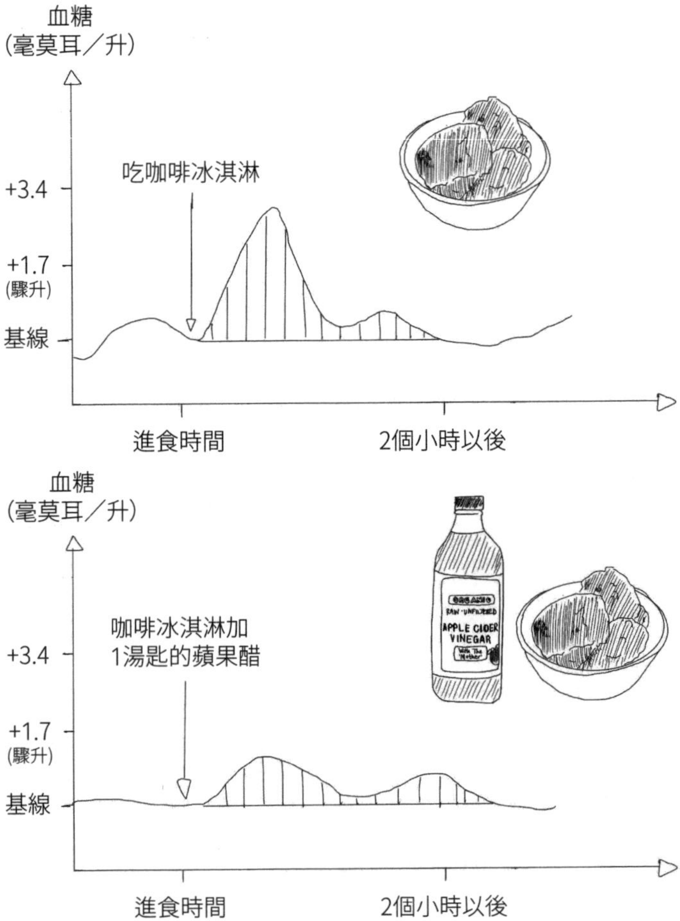

血糖
(毫莫耳/升)

+3.4

+1.7
(驟升)

基線

吃咖啡冰淇淋

進食時間　　　　2個小時以後

血糖
(毫莫耳/升)

+3.4

+1.7
(驟升)

基線

咖啡冰淇淋加
1湯匙的蘋果醋

進食時間　　　　2個小時以後

圖 H7-3 │ 這樣就能搞定：你既能吃冰淇淋，又能幫助身體維持血糖平穩。

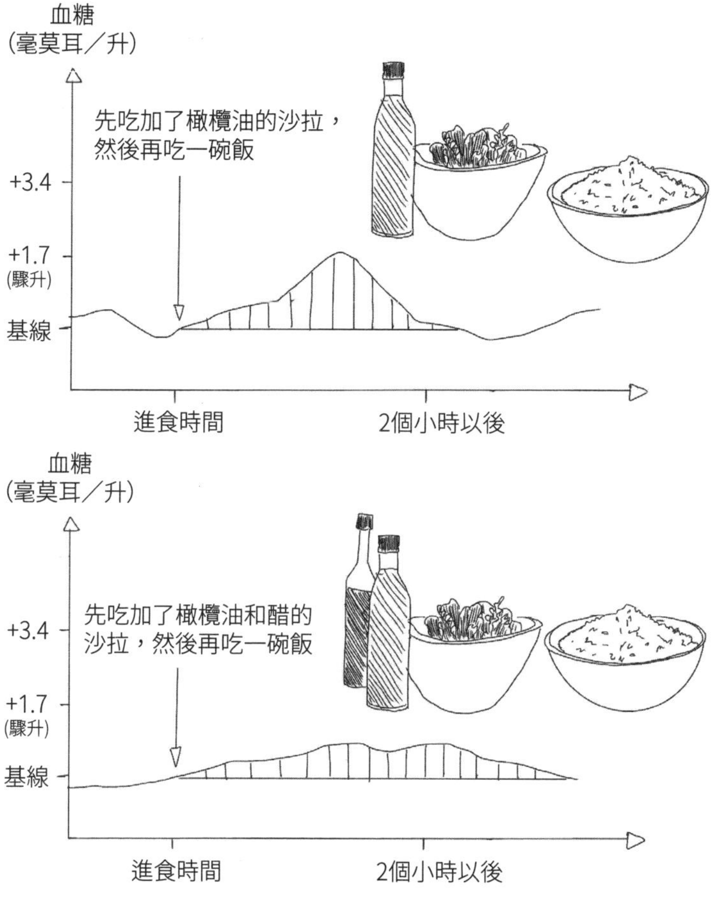

血糖
(毫莫耳／升)

先吃加了橄欖油的沙拉，
然後再吃一碗飯

+3.4

+1.7
(驟升)

基線

進食時間　　2個小時以後

血糖
(毫莫耳／升)

先吃加了橄欖油和醋的
沙拉，然後再吃一碗飯

+3.4

+1.7
(驟升)

基線

進食時間　　2個小時以後

圖 H7-4 ｜吃綠色開胃菜時，最能讓血糖平穩的調味料要含有醋，好比傳統的調味醋醬。

我要把話說清楚：你不能因為喝了醋而隨便吃東西。醋可以抑制血糖驟升，但不會完全不讓血糖飆升。將醋添加到飲食中會有所幫助，但你不能因為這樣而去吃更多的含糖食物，因為總體來說，這會讓你的飲食比以前更糟糕。

◆ 回到馬納茲的故事

馬納茲的母親在 16 年前第三次懷孕以後被診斷出得到第二型糖尿病。儘管他們家會自製蘋果醋來喝（光靠喝醋並不能預防糖尿病），但她很難控制自己的病況。因此，馬納茲告訴母親本書提到的訣竅。她就開始按照正確的順序進食，並且改吃鹹味早餐。她早就在喝加了醋的水，所以就不用改變習慣。四個月以後，她的空腹血糖濃度從 11.1 mmol/L 降到 6.1 mmol/L。她原本糖尿病很嚴重，現在已經不再被它困擾了。

我提到這一點是為了提醒大家，本書的訣竅是你百寶箱的工具。有些訣竅可能比較容易融入到你的生活。有些可能比較適合你，有些和其他搭配時或許能運作得更好。無論如何，它們都是有益健康的。你用的訣竅越多，就越能讓血糖曲線平穩。

◆ 為什麼要使用吸管？

稀釋後的醋，酸度不足以損壞牙齒的琺瑯質，但為了安全起見，還是建議各位用吸管來喝。絕對不要直接從瓶子裡猛灌加醋的水。如果你吃的食物加了調味醋醬，你儘管大口吃，沒問題！

◆ 喝醋會有負面影響嗎？

只要你喝的是可飲用的醋，也就是酸度為5%的醋。（清潔用醋的酸度為6%。如果它擺在超市的拖把和衛生紙旁邊，千萬別拿來喝啊！）有些人喝了醋以後會刺激黏膜；其他人則會感到胃灼熱。我不建議有胃病的人喝醋，不過這只是預防措施——目前尚未有人研究過醋會如何影響有胃病的人。醋似乎不會損害胃壁，因為它比胃液的酸度還要低，甚至比可口可樂或檸檬汁的酸度更低。再說一次，喝不喝醋，由你來決定。你要聽從身體的訊息，如果喝醋對你不好，就不要勉強自己。

◆ 喝醋的量有限制嗎？

嗯，有的。曾經有一名29歲的婦女，她每天喝16湯匙的醋，連續喝了6年，後來因為身體的鉀、鈉和碳酸氫鹽含

量太低而入院治療。所以請各位不要做得過頭。多數人每天喝幾次加了醋的一大杯水就行了。

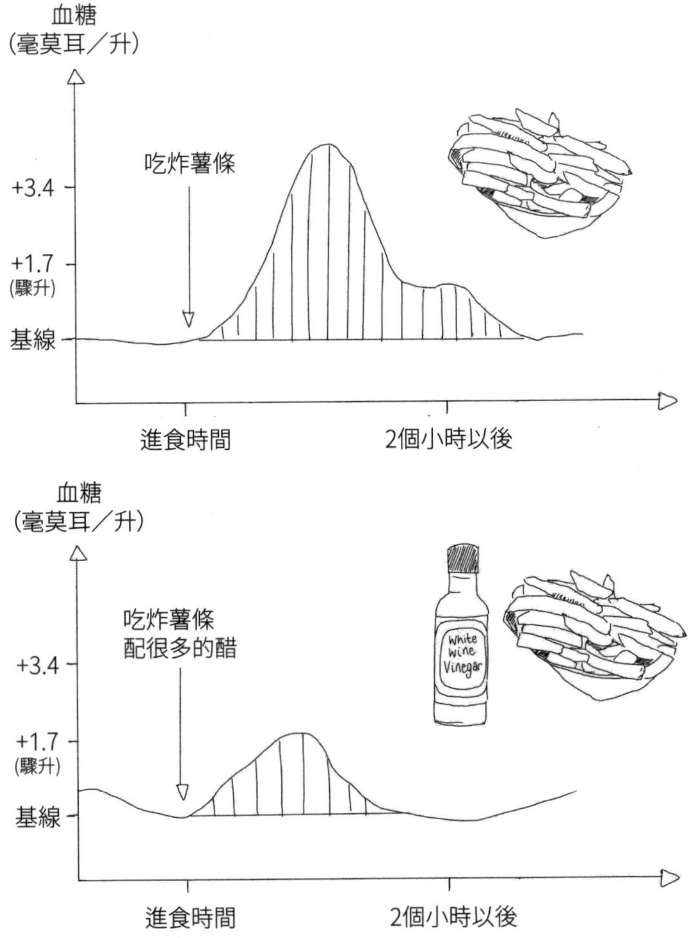

血糖
(毫莫耳／升)

+3.4

+1.7
(驟升)

基線

吃炸薯條

進食時間　　　2個小時以後

血糖
(毫莫耳／升)

+3.4

+1.7
(驟升)

基線

吃炸薯條
配很多的醋

進食時間　　　2個小時以後

圖 H7-5 ｜ 所有的醋都有效。這裡用的是白酒醋。英國人做對了！

◆ 懷孕期間或哺乳時可以喝醋嗎？

多數標準的醋都經過巴氏殺菌，可以安全飲用。然而，蘋果醋通常都沒有經過殺菌，可能會對孕婦造成風險。你要喝以前，請先諮詢醫生。

◆ 呃哦，我忘了喝醋，已經吃了一塊蛋糕。現在喝醋是不是太晚了？

不會！我老是這樣。有時蛋糕實在太誘人了，我會忘記吃蛋糕前要喝點加醋的水。所以你不用擔心。吃了甜食或含澱粉的東西以後喝醋（20 分鐘以後）比根本不喝要好得多。這樣做仍然可以降低血糖濃度。

◆ 吃醋藥丸和軟糖可不可以？

許多人問我是否有膠囊形式的醋替代品。經過研究後，我得出了兩個結論：第一，市面上常見的醋藥丸和軟糖不僅效果不佳，甚至可能含有糖！不要使用它們。第二，要製作一種可信賴且強效地減少餐後血糖飆升的膠囊，我們必須轉向植物界，特別是桑葉。科學家發現桑葉中含有一種特定分子，能與我們的消化酶相互作用。當我們在飯前食用這種分子時，它可以讓餐後血糖飆升的程度減少多達 40%！這甚

至比直接喝一湯匙醋的效果更強，一湯匙醋約可減少 30% 的血糖飆升。你可以在我的網站 www.antispike.com 上獲得這種天然分子的膠囊。我每天在碳水化合物含量最高的一餐前都會服用這些膠囊，作為一種額外的技巧（你也可以將它與其他技巧結合使用）。

◆ 康普茶怎麼樣？

康普茶（Kombucha）的醋酸含量不到 1%，如果不是自製的，廠商通常會添加糖分。雖然它無法大幅壓抑血糖驟升，仍然對身體有一些益處：它是發酵飲品，內含益生菌，能夠增加腸道中有益的微生物數量。

◆ 我不喜歡醋的味道，該怎麼辦呢？

你可以先從少量開始嘗試，然後逐步增加飲用的量。或者，你可以不喝蘋果醋，改喝白醋（有些人更喜歡這種味道）。你不妨將醋與其他一些成分混合，添加什麼並不重要（只要別加糖就好，因為那會抵消喝醋的效果）。

下面是「血糖女神」IG 社群成員的食譜：

- 1 杯熱肉桂茶配 1 湯匙蘋果醋
- 1 杯水、1 小撮鹽、1 小撮肉桂和 1 茶匙蘋果醋
- 1 杯水、1 小撮鹽、1 茶匙液體蛋白（liquid aminos）和 1 湯匙蘋果醋
- 1 壺熱水，加 1 片檸檬、一些薑根、1 湯匙蘋果醋和 1 小撮阿洛酮糖、羅漢果糖、甜葉菊萃取物或赤藻糖醇以增加甜味
- 蘇打水、冰和 1 茶匙蘋果醋
- 在裝滿蘋果醋的罐子裡發酵的蔬菜

如果你真的無法忍受醋的味道，可以用我的醋膠囊來替代，你可以在 www.antispike.com，或掃描 QRcode 找到。

讓我們回顧一下

在飲食中添加醋，無論是加在飲料或沙拉醬，都是可讓血糖曲線變平穩的好辦法。醋會透過兩種方式做到這一點：它先減緩葡萄糖進入血液的速度，然後加快了肌肉吸收血糖並將其轉化為肝醣的速度。說到肌肉，它們似乎很擅長這項工作⋯⋯。

訣竅八
飯後要活動

每隔 3 到 4 秒鐘，我們的眼瞼肌肉就會接收到大腦發出的訊息，那是一種電子信號，也稱為脈衝。這種信號包含了一個簡單的指令：「請現在眨眼，讓我們濕潤眼睛，以便繼續讀這本有趣的書。」我們全身的肌肉會收縮，讓我們能夠行走彎身、抓取東西、抬起物品和做其他的動作。我們能夠有意識地控制某些肌肉（例如：手指），其他的肌肉則無法自主控制（例如：心臟）。

無論我們是有意識或無意識控制肌肉，肌肉收縮的力道越大，就需要耗費更多的能量，耗費的能量越多，就消耗越多的葡萄糖。（肌肉細胞的粒線體也能使用其他的物質來產生能量，例如脂肪。然而，如果葡萄糖很多，用它來產生能量就很方便迅速。）對了，由葡萄糖餘燼所產生並供給細胞能量的物質有一個特殊的名稱：腺苷三磷酸（adenosine triphosphate，簡稱 ATP）。

葡萄糖燃燒的速率變化極大，會根據我們工作量的大小

來決定,也就是肌肉需要多少腺苷三磷酸。我們從休息狀態(坐在沙發上看電視)轉換到激烈運動(快跑跟上在公園中奔跑的小狗)時,葡萄糖的燃燒速率會增加到 1,000 倍。

每當肌肉收縮,就有葡萄糖分子燃燒,所以我們也可以善加利用這種現象讓血糖曲線平穩。

卡勒德的故事

卡勒德今年 45 歲,居住在陽光充沛、氣候炎熱的阿拉伯聯合大公國,那裡一年四季都可以去海灘戲水。卡勒德以前去海邊時,都不會仰躺在沙灘上曬太陽。他總是會穿著運動衫,因為不想讓朋友看到他的鮪魚肚。

要改變是很難的,所以我們都想花費最少的精力就能達到立竿見影的效果。(好比本書所提到的各種訣竅。)

卡勒德就跟你我一樣,根本不想改變飲食習慣,我想這是可以理解的,但他也願意接受新的想法。就在新冠肺炎開始爆發以前,他發現了 IG 的「血糖女神」。卡勒德看到這些訣竅透過圖表展現出驚人成效以後,便有了一些想法,特別是他的父親和兄弟姊妹也都為糖尿病所苦。開始封城以後,卡勒德突然有了許多可以自行掌控的時間,於是決定嘗

試些新的東西,但一切都要能夠簡單易行。

卡勒德決定吃完飯後去散步,這是我在 IG 提到的其中一項訣竅。他也不必改變飲食習慣,吃完有米飯和肉類的午餐以後,只需要在家裡附近散步 10 分鐘。他一邊走路時一邊想著,米飯中的葡萄糖轉移到他腿上的肌肉,不是被送往脂肪儲存部位。卡勒德散步完回家以後,很驚訝地發現自己不再想吃甜食,然後再上床小睡一會兒,而是會回到桌前工作,一做就是整個下午。他感覺……棒極了。從第二天起,他就將步行的時間從 10 分鐘改為 20 分鐘,然後一直保持這種習慣。

不少文化會建議人們飯後散步,例如印度人習慣「飯後走 100 步」,這些建議是有道理的。一旦(來自一大碗米飯的)葡萄糖湧入我們的身體,就會發生兩件事。如果血糖驟升到峰頂時,我們還坐著不動,這時血糖就會充滿我們的細胞並淹沒粒線體,自由基就會產生,發炎也會增加,同時過多的血糖會被儲存在肝臟、肌肉和脂肪之中。

如果我們在葡萄糖由腸道轉入血液的時候收縮肌肉,粒線體就會有更高的燃燒效力,它們不會馬上就被血糖淹沒,而是會努力使用多餘的血糖來製造腺苷三磷酸(ATP),提供運作中的肌肉所需的燃料。下面是一張連續血糖監測的圖

表，我們可以看出明顯的不同。

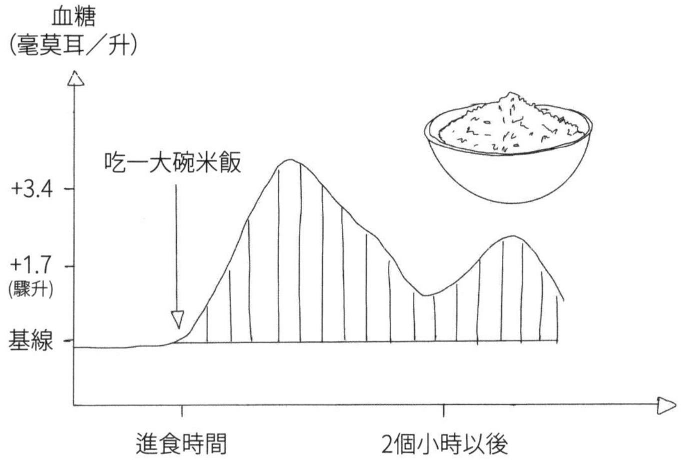

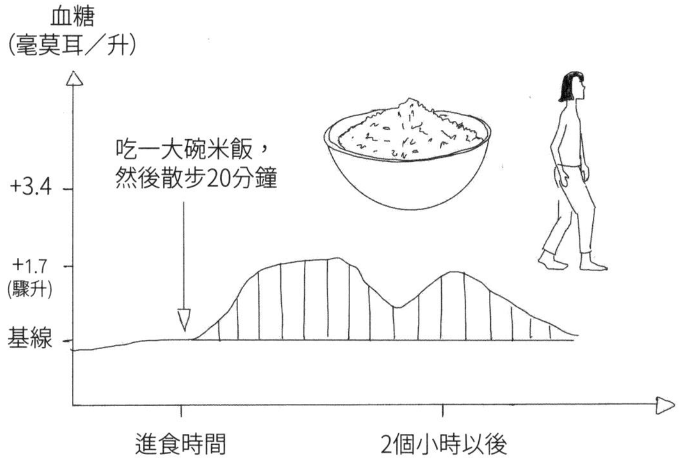

圖 H8-1 ｜ 我們吃下澱粉或糖以後有兩個選擇：一是靜坐不動，任由血糖飆升；二是活動身體，抑制血糖飆升。

下面是另一種思考方式：當我們運動時（散步10分鐘是有用的），我們讓祖父工作的蒸汽火車上的爐火變得更大且更熱。祖父鏟煤的速度加快了，蒸汽火車以更快的速度燃燒煤炭。多餘的血糖沒有積累，而是被用完了。

　　因此，我們可以吃完全相同的東西，然後在飯後使用我們的肌肉（在進食以後70分鐘以內；有關更多的內容，請參閱下文），以便讓血糖曲線平穩。

　　在後來的六個月，卡勒德吃完午餐或晚餐以後都會散步20分鐘。然後，他開始以正確的順序進食，體重就減了7.3公斤。我知道這真的很棒。卡勒德現在是容光煥發。

　　他告訴我：「我感覺自己年輕多了。我和同年齡的人比較，能做更多的事，也有更多的精力，而且也更快樂。我朋友還問我，想知道我做了什麼……，我很願意去分享這些訣竅，而我的家人用了這些訣竅，也變得更健康了。」

　　許多人和卡勒德一樣，飯後會去散步10～20分鐘，所以也都體驗到很棒的效果。2018年對135位罹患第二型糖尿病患者的大型研究指出，飯後進行有氧運動（散步）可以使這些患者的血糖驟升程度降低3%～27%。

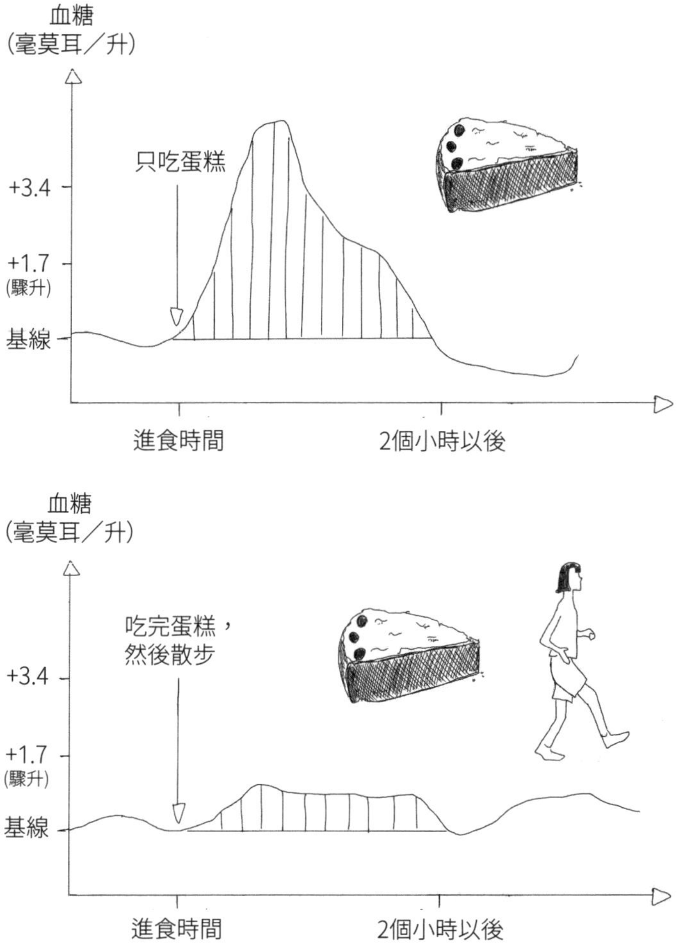

圖 H8-2 ｜如果我們在吃完蛋糕以後就坐在椅子上一個小時，血糖就會在我們的體內累積並飆升。如果我們吃飯以後去運動，血糖就幾乎會立即被肌肉消耗掉，不會累積並飆升。

如果你願意吃完飯後上健身房運動，效果就會更好，不過有些人吃飽後會懶得去運動。告訴各位好消息，飯後 70 分鐘之內運動，都可以抑制血糖飆升，因為血糖大約會在此時達到峰值，所以最好在這之前使用你的肌肉。你可以做伏地挺身、深蹲、平板支撐或任何舉重運動來劇烈使用肌肉。阻力運動可以減少血糖飆升達 30%，並在接下來的 24 小時內降低後續的血糖飆升 35%。要完全抑制血糖飆升很難，但你可以大幅降低血糖的峰值。

　　竅門就在這兒：飯後運動可以讓血糖曲線變得平穩，也不會增加胰島素的濃度，這跟喝醋的效果一樣。雖然肌肉通常需要胰島素以便儲存血糖，但是**肌肉收縮的時候，不需要胰島素就能利用血糖**。

　　當我們的肌肉收縮並在不需要胰島素的情況下利用血糖的時間越多，胰臟就會分泌越少的胰島素去處理剩餘的血糖。從各方面來看，這可是一件好消息。飯後只要散步 10 分鐘，就能減少飲食所造成的副作用。只要我們運動越久，血糖和胰島素的曲線就會變得更平穩。

飯後看電視時該怎麼做

你回到家，吃了一碗義大利麵當晚餐（前面當然還加了一份蔬菜沙拉，對吧？），接著你準備坐到沙發上，看你最喜歡的電視節目。然而，如果你能一心多用，在盯著電視螢幕時能試著做深蹲運動、背靠著牆深蹲、靠著沙發做三頭肌撐體、做側平板支撐，或者是在地毯上做瑜珈船式。

莫妮卡是「血糖女神」社群的成員，她做了一項有趣的安排：她在沙發後面放了一個壺鈴。她只要吃了甜食，就會在手機上設定 20 分鐘的倒數計時，倒數計時一響起，就握住壺鈴，做 30 個深蹲。

上班時的變通方法：你吃完飯以後沒有時間去散步。沒關係，在大樓裡上下爬二趟樓梯，就當做要去上廁所。如果你在開會，就把腳放在地板上，靜靜做些小腿上提的運動，或者是手扶著桌子，做幾個高位俯臥撐，問題也就解決了。

> 試著這樣做：感受一下吃完甜點後靜坐不動的感覺；再感受一下吃完相同的甜點後再運動 20 分鐘的感覺。你的精神如何？在接下來的幾個小時裡，你的饑餓程度如何？

◆ 我應該在飯後多久就開始運動？

莫妮卡吃完飯 20 分鐘後就開始運動，但只要在吃完飯後 70 分鐘內運動都可以見到成效。正如前面所說，你要在血糖飆升到峰值前開始收縮肌肉。我喜歡在吃完飯後去散個步或在電視機前面做力量或阻力運動，大約做個 20 分鐘。有各種研究測試了許多不同的狀況：有些人一放下碗筷就會去散步，有些人則是在飯後 10 到 20 分鐘才開始運動，有些人則喜歡飯後 45 分鐘才開始運動，但無論如何，這些都有效果。

◆ 我應該在飯前還是飯後運動呢？

最好是飯後運動，但飯前運動也有好處。一項對過重者的阻力訓練研究中發現，晚餐以前運動（運動完 30 分鐘以後進食）可以降低血糖和胰島素峰值達 18% 和 35%。如果晚餐以後 45 分鐘才運動，下降程度分別是 30% 和 48%。

◆ 在一天中的其他時間運動又如何呢？

任何時候運動都很好，除了可以抑制血糖驟升，還有許多其他的好處，包括改善心理健康，讓人精力充沛，保持心臟健康，減少發炎情況和氧化壓力。無論你是否在禁食，只

要你做運動，總體血糖濃度都會隨著你的肌肉質量增加而開始下降。然而，如果你想多走路，隨時做都行，但飯後散步效果會更好。

◆ 我需要運動多久？

看你自己決定，只要有效就好。研究通常著眼於 10 到 20 分鐘的步行或 10 分鐘的力量或阻力運動。我發現我必須做大約 30 次深蹲，我的血糖濃度才會有變化。

◆ 為什麼禁食運動會導致血糖飆升？那樣不好嗎？

當你尚未吃東西時運動（也就是正在進行禁食運動），你的肝臟會將葡萄糖釋放到血液中，為肌肉的粒線體提供能量。連續血糖監測器此時會顯示你的血糖飆升，因為血糖達到了一個峰值。這些峰值確實讓自由基增加而導致氧化壓力，但引起它們的運動也會增加你清除自由基的能力。此外，重要的是，這種抵抗自由基的能力會比急性運動引起的自由基持續得更久。因此，運動的淨效應會減少氧化壓力，所以運動被認為是對身體的荷爾蒙壓力。這就表示它是一種有益的壓力，可以讓我們的身體變得更有韌性。

讓我們回顧一下

如果你要吃甜食或澱粉類食物,吃完後請運動你的肌肉。當葡萄糖送到你的血液時,你的肌肉會迅速吸收多餘的血糖,也會減少血糖飆升,不但讓你比較不會發胖,你也不會無精打采。使用這項訣竅以後,你吃完了飯,就不會想要睡覺。如果你能在飯前喝上一杯加了醋的白開水,效果就會更顯著。

現在你知道如何在吃甜食後避免血糖飆升的神奇組合妙方了:一是飯前喝醋,二是飯後運動。

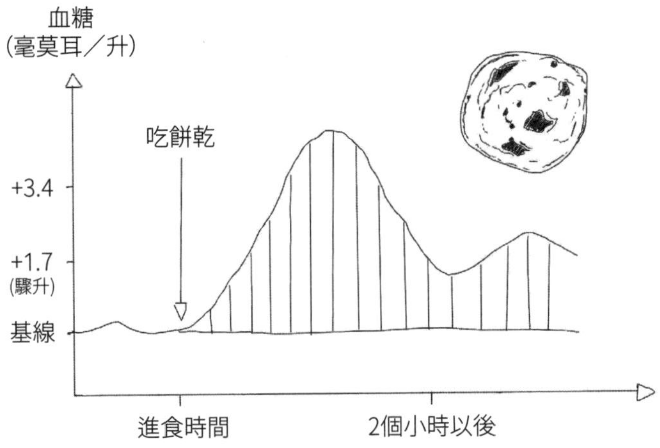

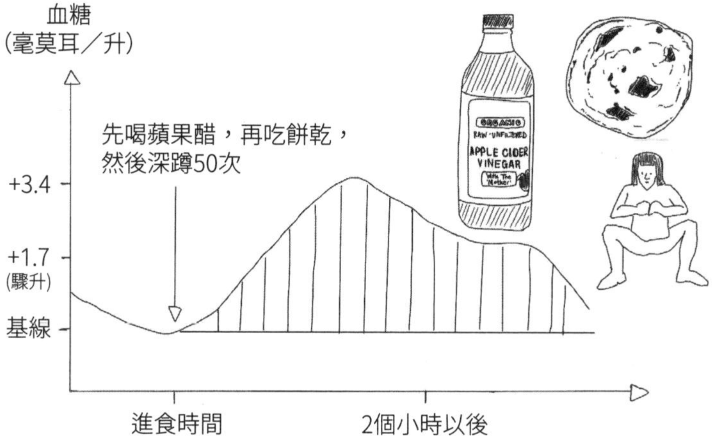

第二部分　如何讓血糖曲線平穩？ | 253

血糖
(毫莫耳／升)

先喝蘋果醋，再吃餅乾，
然後深蹲50次

+3.4

+1.7
(驟升)

基線

進食時間　　　2個小時以後

圖 H8-3 ｜多多益善：同時運用兩項訣竅以後效果驚人。吃甜食以前先喝醋，然後在吃過以後運動肌肉，這樣就會幫你減少吃東西的副作用。

訣竅九
如果一定要吃零食，就吃鹹的

　　本書一直說明血糖會如何影響人的身體和心理。當我剛開始研究這點，認清血糖對身體的影響總是比認清血糖對心理的影響更容易。我當時知道自己為什麼鼻頭會冒出青春痘，也知道自己為什麼會變胖。

　　然而，我有一天在吃完一個甜甜圈以後檢視我的血糖監測數據，突然察覺了一件事情。

　　自從我在 19 歲發生意外以後，我一直飽受心理問題的困擾，我就把它稱為「魂體分裂」（splitting）或「感覺魂體分裂」（feeling split），臨床名稱是人格解體（depersonalisation）。當這種情況發生時，我感覺好像一部分的自己脫離了身體。我照鏡子時會認不出自己，看著自己的雙手時，會以為那是別人的手。我的眼前會出現一層迷霧，我也會喪失對「自我」的完整認知。當我開始思考存在問題時，思維就會開始打轉而失控。尤其在我獨處時，那種感覺會非常可怕。

我能熬過那些時刻，就是在心裡告訴自己，一切都會過去。此外，我從許多療法獲得不少的幫助，包括談話療法、眼動減敏與歷程更新療法（eye movement desensitisation and reprocessing，簡稱 EMDR。當我回憶意外事件時，治療師會輕輕交替敲擊我左邊和右邊的膝蓋），以及顱骶療法（craniosacral therapy，這是一種觸診療法）。

我很幸運，我的表弟在年輕時也曾經歷同樣的事情。當我需要別人的鼓勵時，我會和他傳訊息。他會回我：「我知道這種感覺很糟糕，但相信我，它會過去的。」我也會寫日記，而且寫了很多。

我動完手術以後，整整一年都有人格分裂的情況。每隔一個星期或者一個月，這種感覺就會出現，每次持續好幾個小時。當時我用盡一切方法，想找出它為什麼出現，而那種感覺又是如何化解的。話雖如此，我還是搞不清楚情況，不知道為什麼。

當我發生意外 8 年以後，我發現導致這種情形的其中一項原因可能是⋯⋯食物。

2018 年 4 月，我和男友以及另外二位友人去日本的鐮倉遊玩。當時我才戴著血糖監測器大約一個月。

我們很早就吃了早餐，5個小時後肚子又餓了，所以就停下來喝杯咖啡，吃些甜甜圈，然後到海邊散步。

　　我們一邊走著，一邊談著下一個景點，說要去賞櫻花和造訪原宿。我突然發現我的心理開始分裂了。這種感覺再熟悉不過了，我知道自己又要進入到人格分裂的狀態。

　　我的眼前出現了迷霧。我看著感覺上不屬於自己的雙手。我知道我在說話，但不知道自己在說什麼，或者為什麼要說話。我跟過去一樣，沒有將這種情況告訴同行的朋友，因為我擔心會給他們帶來負擔。

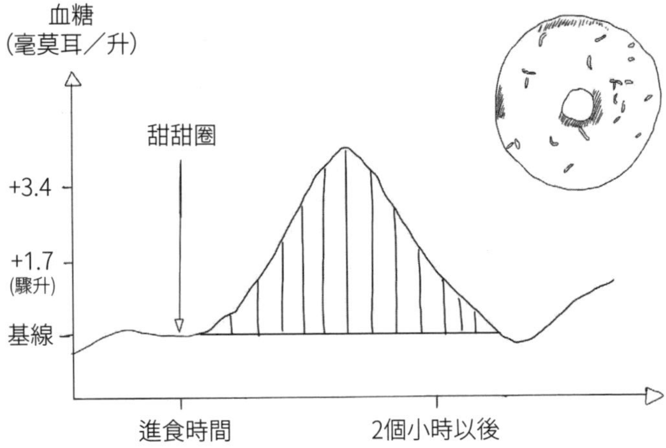

圖 H9-1

我透過那層迷霧，眼光掃過血糖監測器。當時我已經養成習慣，每隔幾小時就會這麼做。

　　我在 30 分鐘前吃的甜甜圈已經讓我的血糖飆升，上升的程度前所未見：從 5.4mmol/L 驟升到 10mmol/L。

　　我突然覺得自己可能發現了讓我感覺魂體分裂的原因，就是血糖極速飆升。其實，我在接下來的幾個月和數年之中，確實證明了這件事。一旦我感覺魂體分裂時，我就會回想當天吃了些什麼。如果我吃了巧克力蛋糕而沒吃正餐，或者早餐只吃餅乾，我就會出現這種情況。

　　我可不是說讓血糖曲線平穩就治好了我的人格解體問題。當我獨處的時間不夠、身體累積壓力，以及遇到某些我至今仍然不瞭解的情況時，我還是會有魂體分裂的現象。此外，我有時血糖雖然明顯驟升，也不會感到分裂。然而，有了這種新的體會，確實對我有所幫助。

　　我做了些研究，但沒有發現任何研究曾指出食物會觸發人格解體的情況。但我的確發現，有這種心理健康問題的人，某些腦部區域的新陳代謝會比一般人更為活躍，換句話說，這些區域會消耗更多的血糖。身體的血糖越多，腦中就有更多的血糖，所以在那些高度活躍的區域可能也有更多的血糖。或許這樣便造成了問題。

當然，我們知道吃下的食物會影響我們的感覺。科學研究指出，如果經常吃高升糖食物，長期下來，心情會越來越糟，也會有憂鬱症狀，但改吃熱量類似的低升糖食物之後，憂鬱症狀便會減少。

許多「血糖女神」的成員也表示，他們吃了甜食以後會感到更為焦慮。

我們時不時都會想要吃點甜食，倦怠的時候更是如此。然而，吃點甜食可以補充能量的想法是錯的。甜食不會比鹹的點心提供更多的能量，反而會讓我們不久以後就會更疲憊。如果你像古斯塔沃一樣，每天要開車 12 小時，那真是危險啊！

再度談談古斯塔沃

古斯塔沃告訴過我們一招秘訣，就是他去牛排館以前會先吃青花菜，這樣一來，他就可以和朋友一起享用晚餐，卻能夠讓他的血糖曲線平穩。他又來了，從墨西哥現場帶來了另一項訊息。

古斯塔沃是銷售員，需要長時間在各州之間輪班。他經常一開車就連續開 12 個小時。他過去感到疲憊而在加油

站停下來休息時，會買些甜食或燕麥棒來「補充能量」。然後，他會繼續開車，感覺精力充沛，但大約過了45分鐘，他又會感到筋疲力盡。古斯塔沃的代謝靈活度不足，身體無法轉而使用脂肪儲備作為燃料，因此他必須經常吃澱粉或含糖的食物。他根本不知道，正如訣竅四「要讓早餐後的血糖平穩」所指出，由於胰島素的工作原理，甜食或燕麥棒的葡萄糖往往會被儲存下來，而不是用作燃料。所以當我們吃甜食以後，消化後的體內循環能量其實比吃鹹味食物時更少。古斯塔沃吃了甜食以後而暫時感到精神振奮，但這種情況持續不了多久，一個小時以後他又累了，不得不停下來再吃一次東西。

我在訣竅二中說過，古斯塔沃身邊的人因為第二型糖尿病相關的併發症紛紛去世，他便決定改變自己的生活方式。他還改吃用亞麻籽、胭脂仙人掌（有刺的仙人掌屬）和瑪卡根（maca root，又稱秘魯人蔘，他說這個東西聽起不好吃，但味道還可以）製作的穩定血糖果昔，早上就不再吃麥片了。此外，他吃完飯後不會坐著休息，而是會出外散步。現在是時候讓他在開車上路吃點正確的零食了：他不再吃加油站兜售的甜食或燕麥棒，而是會帶些胡蘿蔔、黃瓜和花生醬。他現在都是這樣做。

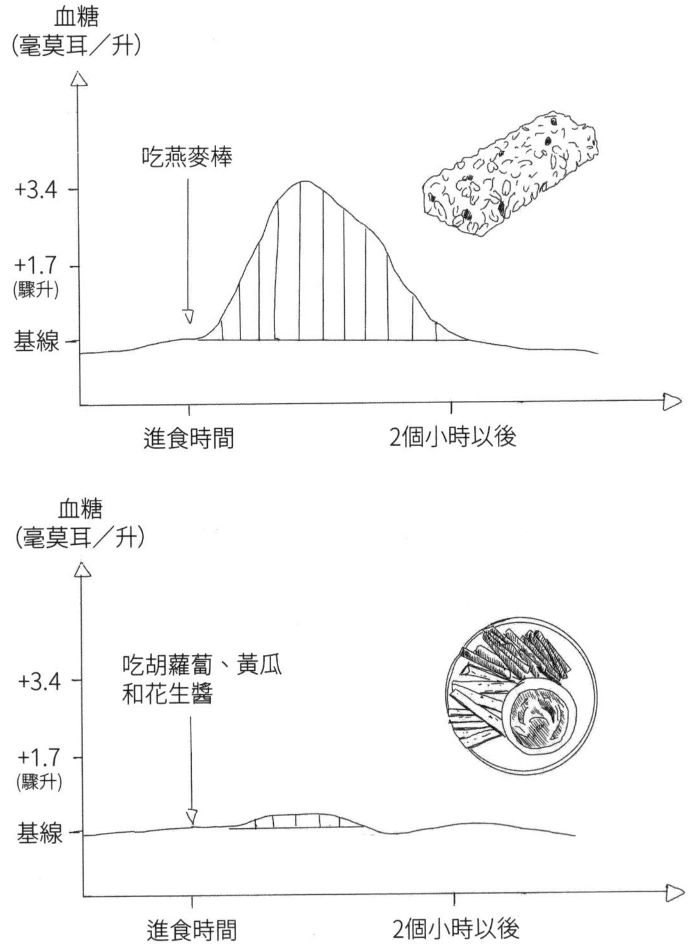

圖 H9-2 ｜如果要獲得穩定的能量，請選擇不會讓血糖飆升的零食。

這些日子以來，古斯塔沃的血糖曲線一直都很平穩，在高速公路開車時，不會再很想小睡一下了。他開車時一直精神飽滿。此外，古斯塔沃還減掉了 40 公斤的體重，不僅可以少吃抗憂鬱的藥，腦霧也不見了。

如果你想補充能量，請吃鹹味的食物，別吃甜食，我知道這樣做很違反直覺。還有，請別吃澱粉類的食物，因為澱粉也會轉變成葡萄糖。

◆ 花 30 秒就能準備好不會讓血糖飆升的鹹味零食

下面列出我喜歡的鹹味零食：

- 一勺堅果醬
- 一杯 5% 的希臘優格，上面放一把胡桃
- 一杯 5% 的希臘優格，與堅果醬混合
- 一把迷你胡蘿蔔和一勺鷹嘴豆泥
- 一把夏威夷豆和一塊 90% 的黑巧克力
- 一大塊起司
- 蘋果片配一大塊起司
- 塗抹堅果醬的蘋果片
- 甜椒片蘸一勺酪梨醬
- 塗抹堅果醬的芹菜

- 一把豬皮
- 蘸少許辣醬的一顆水煮蛋
- 加點鹽巴的椰子條
- 種籽餅乾配一片起司
- 一片火腿
- 加少許鹽和胡椒的半熟雞蛋

訣竅十
為碳水化合物裹上外衣

我不知道你們的狀況,但我經常無法坐下來好好享用餐點。此外,當我在外頭工作感到飢餓時,往往找不到健康食品,而我遇過的狀況是,在下一場會議的附近只有一間街角小店,或者我趕往下一班飛機的途中,登機門旁邊僅有一間咖啡廳。在現實生活中,我們趕公車時只能隨手買個東西吃,或者我們偶爾需要參加派對以及和客戶一起吃早餐,這時我們的肚子很餓,而能讓我們填飽肚子的往往就是隨手可以拿到的那一塊蛋糕。

這項訣竅就是為應付這種情況所設計的。

解決的方法很簡單,而且我在本書中已經說過好幾遍:吃澱粉與糖類時,要和脂肪、蛋白質或纖維混合食用,也就是先替碳水化合物裹上一層「外衣」,不要讓它在身體內隨意亂竄。這層外衣可以減低葡萄糖被身體吸收的總量和速度。

當你在朋友家吃巧克力蛋糕時,可以配點希臘優格。

如果開會的餐點是貝果,不妨選擇裡頭包煙燻鮭魚的;假使你外帶午餐,可以從鄰近的店鋪買一些櫻桃番茄或堅果配著吃。即使你人在家裡也可以這樣做,好比製作餅乾時可以添加一些堅果,而烤蘋果奶酥時,不妨在上頭擠一點鮮奶油。

當你吃碳水化合物食品時(這無可避免,你也確實應該享受這種食物),別忘了添加纖維、蛋白質或脂肪類的食物。如果情況允許,你甚至要先吃這些非碳水化合物的東西。即使你吃的是比較不會讓血糖飆升的鹹味點心,但裡面仍可能含有澱粉,所以我仍然建議你要給它「裹上一層外衣」,例如:你可以吃吐司配酪梨片或起司、在米糕上塗一些堅果醬,或者享用可頌麵包之前先吃點堅果。

◆ **我聽說在餐點中加入脂肪不好,因為這會讓胰島素飆升**

在 1980 年代,這種觀念因為法國人米歇爾・蒙蒂納克(Michel Montignac)的宣傳而廣為人知。然而,最新的研究卻推翻了這項說法。在餐點中添加脂肪並不會導致胰島素飆升,因為脂肪並不會促使胰島素分泌。其實,在吃富含碳水化合物的餐點前先攝取一些脂肪,反而能夠減少用餐時身體分泌的胰島素。

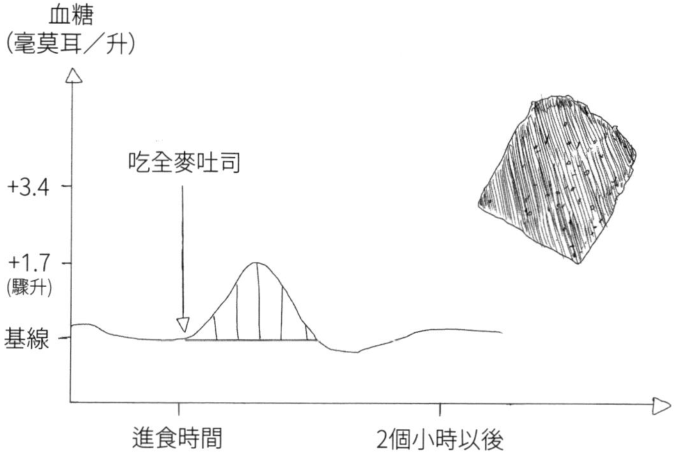

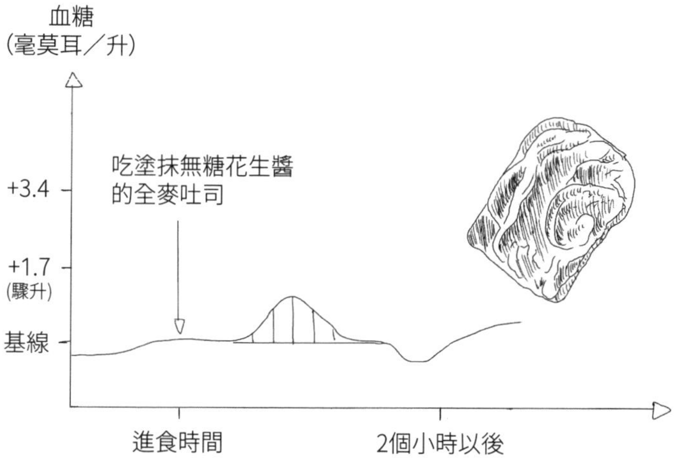

第三部分 如何讓血糖曲線平穩？ | 265

血糖
(毫莫耳／升)

+3.4 ── 吃全麥吐司

+1.7
(驟升)
基線

進食時間　　2個小時以後

血糖
(毫莫耳／升)

+3.4 ── 吃塗抹無糖花生醬
　　　　的全麥吐司
+1.7
(驟升)
基線

進食時間　　2個小時以後

圖 H10-1｜為碳水化合物裹上外衣時通常會讓食物吃起來更美味。

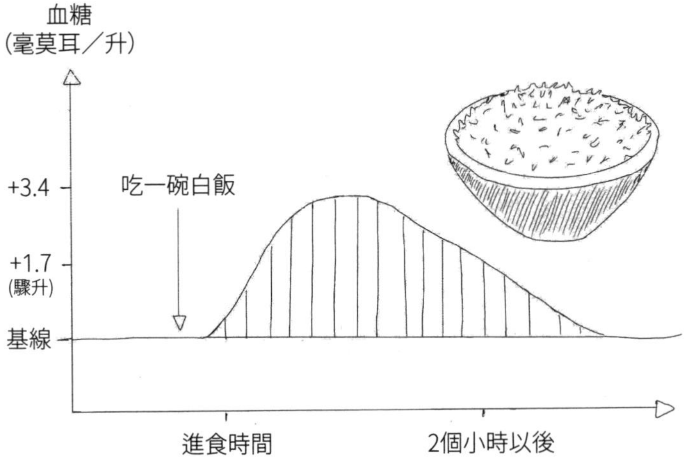

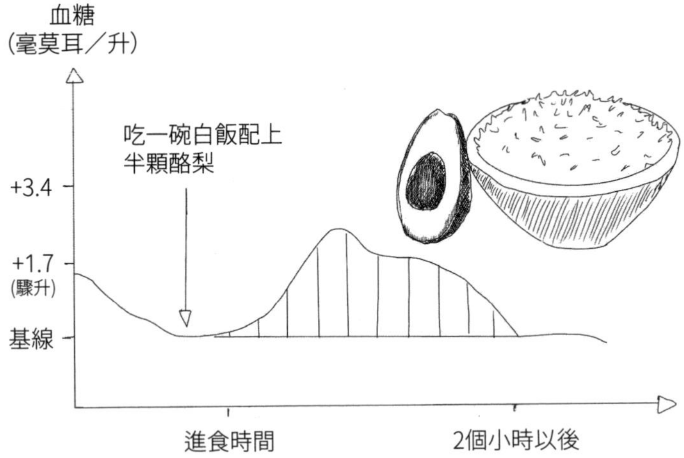

圖 H10-2 ｜替白米飯裹上外衣以後，它對血糖的衝擊就比較小。

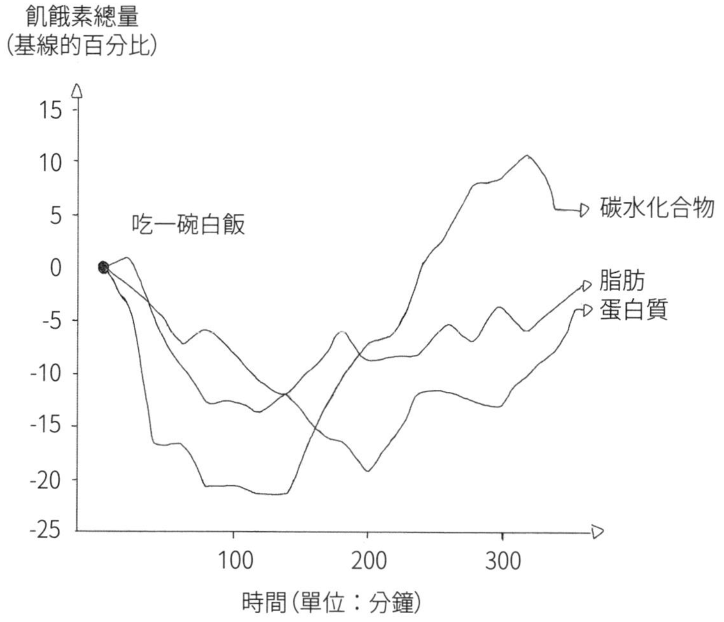

飢餓素總量
(基線的百分比)

```
15
10
 5
 0      吃一碗白飯                        碳水化合物
-5                                      脂肪
-10                                     蛋白質
-15
-20
-25
       100      200      300
       時間(單位：分鐘)
```

圖 H10-3 ｜如果只吃碳水化合物，掌管食慾的飢餓素就會快速波動，進而讓我們吃完飯後會比吃飯前感覺更餓。碳水化合物讓我們的飢餓感猶如坐雲霄飛車一樣上下起伏，但是吃脂肪與蛋白質，就不會出現這個情況。

單純攝取碳水化合物不僅會讓血糖飆升，也會擾亂我們的飢餓素。我們吃完飯後原本很飽，但不久之後，又會感到飢餓。

然而，如果我們能給碳水化合物裹上一層外衣，我們就不會感到那麼飢餓，也能避免我青少年時幾乎天天經歷的餓

怒。這是因為我們只吃碳水化合物時，掌管食慾的飢餓素就會快速波動，進而讓我們吃完飯後會比吃飯前感覺更餓。

露西和她的壞脾氣

露西親口坦承：「我擔心自己會一個接一個毀掉我所有的人際關係。」她現年 24 歲，住在英國，是女子七項全能運動選手。她會突然對父母動怒，也會對朋友口出惡言，所以沒人想親近她。露西逐漸發現，她不應該怪自己，要怪就怪「赤裸的」碳水化合物。

數以千計的科學研究都指出，血糖飆升會危害人體。就像上一個訣竅所提到的，越來越多證據指出血糖與心理狀態有所關聯。我提過一項研究，證明飲食後血糖越頻繁飆升，人就更容易感到憂鬱和焦慮。而多虧了一項近期的驚人研究，我們終於知道，如果我們吃完一份會讓血糖飆升的早餐，我們就更容易對身邊的人發脾氣，讓我們充滿怒氣，無法和別人好好相處。

露西的自白或許看起來有些誇大，但她的血糖飆升情況確實也很誇張。這是因為露西患有第一型糖尿病，無法製造足夠的胰島素，當血糖飆升以後，卻無法順利被細胞吸收。

因此，這種病患的血糖會一直居高不下，但體內的細胞卻無法獲得能量供給。這樣會導致嚴重的問題。露西到了 15 歲才確定罹患這種疾病，她先前虛弱到甚至無法拿起叉子。

在她被診斷出第一型糖尿病的那一天，醫院護士給了露西一盤沒有加任何配料的義大利麵，然後教她如何用針筒將胰島素注入腹部。胰島素進入露西的身體以後，會擴散到全身，幫助她從義大利麵攝取的葡萄糖順利進入細胞，同時舒緩血糖驟升的情況。

護士要她每一餐都吃碳水化合物，同時每一餐也都要注射胰島素。如果吃的東西引發越劇烈的血糖驟升，需要注射的胰島素也越多。對於沒有糖尿病的人來說，這聽起來或許不難，但要掌握注射的劑量，這可就是一門學問了。患者時常需要提前計算大約一個小時後的血糖濃度，而且總是需要預先做好準備，免得血糖劇烈升降。飲食、打盹、運動，一切的日常活動都變成了數學題。

多數的糖尿病患者都必須應付血糖的驟升驟降。舉例而言，露西在確診得到糖尿病並使用胰島素以後，她的血糖濃度在一天之內會上升到 17mmol/L，然後下降至 4mmol/L，接著又回升到 14mmol/L，最後再降到 4mmol/L。各位是否還記得，我雖然沒有糖尿病，但我遇過最劇烈的血糖驟升狀

況是空腹吃完一個甜甜圈以後，血糖濃度從 5.4mmol/L 激增到 10mmol/L，而我當時就感受到極為強烈的副作用。

露西感受到更強烈的副作用。她每天早晨起床時都好像宿醉一樣。只要她的血糖飆高，露西就會對媽媽發脾氣。她無法控制自己，時常在事後悔恨痛哭，而這個問題不僅發生在家裡，也發生在學校中，她的隊友也開始疏離她。

我只要經歷一次幅度較小的血糖驟升（和糖尿病患者相比），就會產生腦霧和人格解體。一旦露西的血糖飆升，她就無法控制內心的怒火。她覺得自己陷入了困境，因此心想：我或許必須和這種情況和平共處。

露西開始尋找討論第一型糖尿病的論壇，希望能夠獲取建議，讓她處理自己的症狀。她看到不少第一型糖尿病患者在討論如何讓血糖曲線平穩，還有人分享連結，導向我的 IG 頁面。

露西找到一些對她有用的資訊：首先，她發現像我這種沒有糖尿病的人，血糖也會飆升到 10mmol/L 以上。她十分震驚，因為她先前一直以為正常人的血糖濃度一整天應該會維持在 4 到 5mmol/L 之間。她知道這點以後，就感到不那麼孤單了，因為對於所有人而言，讓血糖曲線平穩都是一件難事。

其次,她發現我戴著一個血糖監測器。她說:「妳不需要戴著這種機器,但我發現妳卻戴得很習慣,讓我也有勇氣把它戴上。有了妳當榜樣,我就不再因為戴血糖監測器而感到丟臉。」

最後,她發現改變飲食習慣確實能夠讓血糖曲線變得平穩。她知道自己可以改善她的身心靈狀況。她和內分泌專科醫生見面,一起擬定一份飲食計畫(無論你是注射胰島素或服用藥物,在改變飲食習慣以前,**請務必跟醫生討論**,以免發生危險。)

醫生以前總是要露西每餐都攝取碳水化合物,特別是早餐。她最先改變的,就是在專科醫生的監督下調整早餐的食物,以免餐後血糖飆升:她原本會吃柳橙汁和可頌(露西根本不喜歡吃這些東西),後來換成鮭魚、酪梨和杏仁牛奶。她以前吃完早餐以後,血糖經常飆升到 16mmol/L,但她現在的血糖濃度幾乎不會上下波動。

調整三餐的飲食對她來說並不難,但零食的部分就比較困難了。露西時常要鍛鍊身體,所以一天之中很容易感到飢餓,這時她通常會吃一根香蕉或一條巧克力棒。

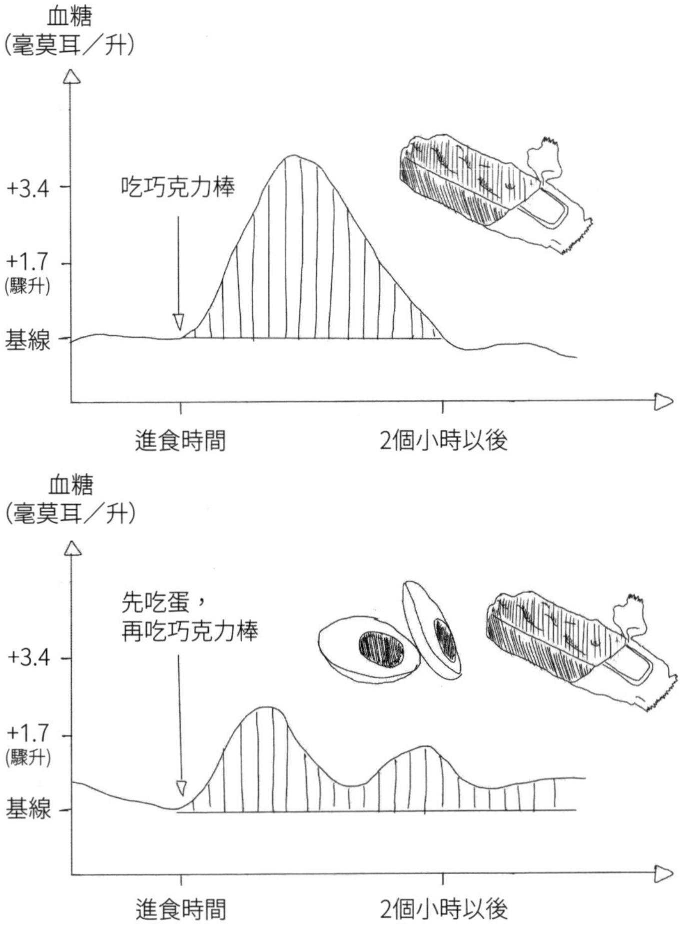

血糖
(毫莫耳／升)

+3.4

+1.7
(驟升)

基線

吃巧克力棒

進食時間　　2個小時以後

血糖
(毫莫耳／升)

+3.4

+1.7
(驟升)

基線

先吃蛋，
再吃巧克力棒

進食時間　　2個小時以後

圖 H10-4 ｜ 如果你要吃甜食，記得給它裹上外衣，不管裹的是纖維、脂肪或蛋白質都行。

露西在前面學到了什麼呢？就是為她想吃的碳水化合物食品裹上外衣。因此，她會在香蕉上塗點堅果醬，而在吃巧克力棒之前，也會先吃一顆水煮蛋。（露西的小撇步：每個禮拜可以先煮好一批蛋，放在冰箱裡冷藏，這樣就能隨時享用。）

露西遵守了這些訣竅。到了三個月以後，她的糖化血色素（HbA1c，一種測量血糖變化的指標）從 7.4 掉到 5.1。沒有糖尿病的人，正常的數值就是 5.1。現在露西需要注射的胰島素只有過去的十分之一，而且她還比過去快樂了大概十倍。

當我們為碳水化合物裹上外衣，我們身體與血糖的俄羅斯方塊遊戲就從十級降到一級。氧化壓力下降了、自由基減少了、發炎情況緩解了，身體也不再需要分泌那麼多的胰島素。血糖曲線平緩以後，我們會通體舒暢，心情也更加穩定。

露西這陣子早晨醒來以後精神飽滿，不再像宿醉一般痛苦。這件事情看似簡單，但微不足道的小事，往往卻至關重要。現在的她，不再被狂暴的怒火挾制，可以帶著笑容走進廚房，心平氣和地問媽媽要不要幫她泡一杯咖啡。露西不再暴躁易怒、不再輕易對家人和隊友亂發脾氣，也不再需要為

此而悔恨痛哭，因為她這陣子不再情緒失控。露西的人際關係逐漸回復，而正如她所言，血糖曲線平穩以後，她就能夠「變成自己喜歡的樣子，而最重要的是，我成了一個很好相處的人。」

我聽過很多類似的故事。人只要血糖曲線平緩，就會對孩子更有耐心、也會更關愛伴侶，甚至也能給予同事更多的支持和鼓勵。

◆ 吃水果會如何呢？

第一章說過，我們如今吃的水果已歷經數個世紀的育種和改良，所以含有更多的葡萄糖和果糖，纖維也比較少。因此，即使就糖分攝取而言，吃整顆水果是最健康的方式，但我們還是可以更進一步，吃水果時搭配降血糖的好夥伴，好比脂肪、蛋白質與纖維。下面提供一些小撇步：

- 吃水果時搭配「血糖女神」社群成員最愛的食物：堅果醬、堅果、全脂優格、雞蛋和切達起司。
- 請注意，乾棗是水果中的血糖地雷，但也有人說它們有助於控制糖尿病。請各位斟酌食用。
- 若要在琳瑯滿目的水果挑選一樣，請優先選擇漿果。

第三部分　如何讓血糖曲線平穩？ | 275

熱帶水果和葡萄都被培育成糖分含量極高，所以請將它們當作甜點，或者為它們裹上外衣再食用。

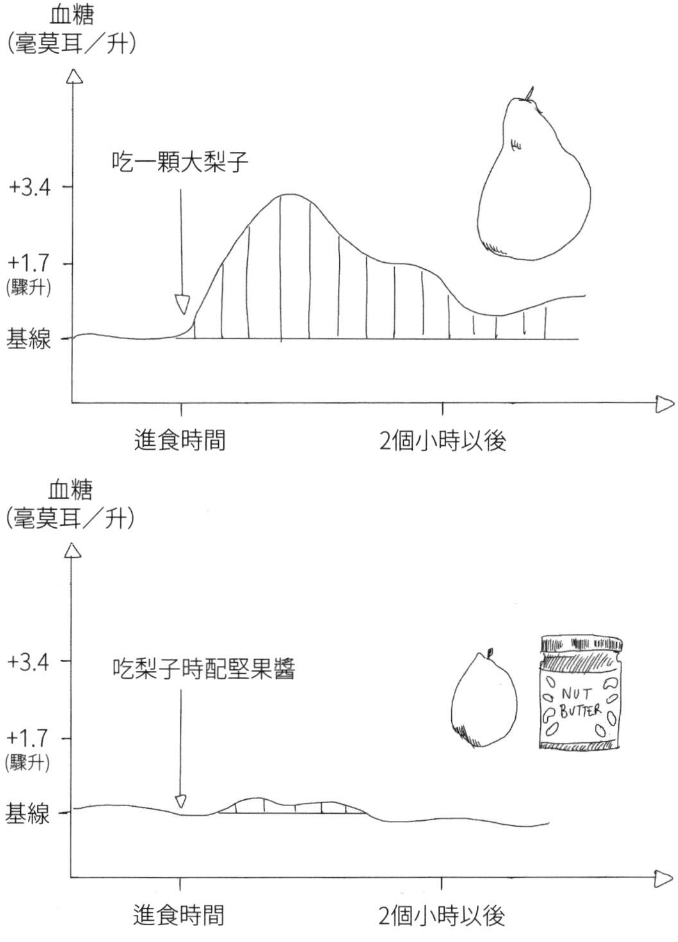

血糖
(毫莫耳／升)

+3.4　吃一顆大梨子

+1.7
(驟升)

基線

進食時間　　2個小時以後

血糖
(毫莫耳／升)

+3.4　吃梨子時配堅果醬

+1.7
(驟升)

基線

進食時間　　2個小時以後

圖 H10-5

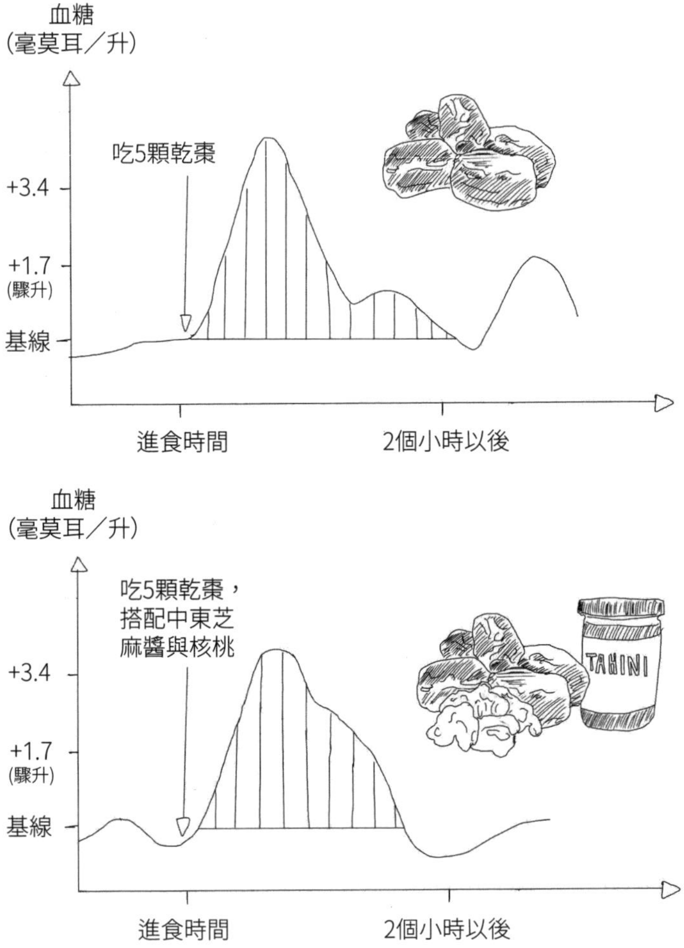

圖 H10-6

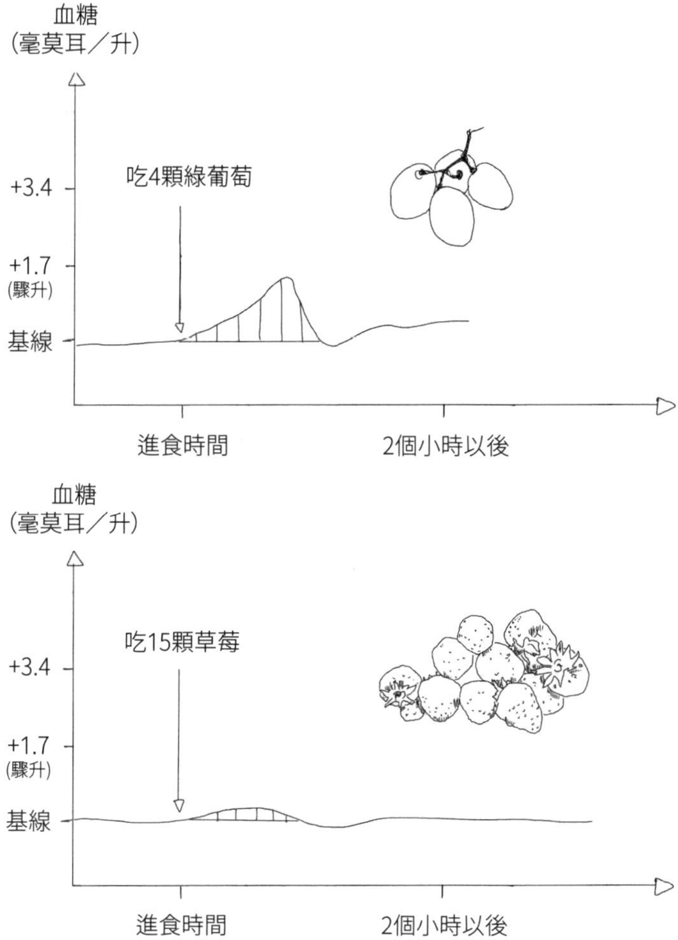

血糖
(毫莫耳／升)

+3.4

+1.7
(驟升)

基線

吃4顆綠葡萄

進食時間　　2個小時以後

血糖
(毫莫耳／升)

+3.4

+1.7
(驟升)

基線

吃15顆草莓

進食時間　　2個小時以後

圖 H10-7

◆ **全穀類食品還需要裹上外衣嗎？**

我們時常以為吃全穀類（譬如：糙米飯或全麥義大利麵等等）對身體比較好。其實，它們只是比其他穀類好一點而已，澱粉畢竟還是澱粉。包裝上號稱「全穀」的義大利麵或麵包仍然是研磨過後的產物，也就是它們在製作的過程中已經喪失部分的纖維。若你想吃到真正的高纖麵包，不妨選擇深色黑麵包，好比種籽麵包或裸麥麵包（這點我在訣竅二曾經提過）。

最後，全穀米也好，野生稻米也罷，無論是哪一種米，本質都相同，你都不應該單獨食用，可以撒上切碎的新鮮香草，像是薄荷、香芹和蒔蘿，也可搭配烘焙過的堅果，比如杏仁或開心果，或者選擇與烤鮭魚或烤雞一同享用。瞧，你的碳水化合物已經盛裝打扮，嚐起來也更加美味了！

扁豆與一般的豆類是不一樣的：相較於米，它們對身體比較好，因為米（義大利麵或麵包）裡面百分之百都是澱粉，而扁豆與一般豆類不僅有澱粉，還有纖維和蛋白質。別忘了：當我們將葡萄糖與其他分子混合食用時，無論我們是否患有糖尿病，身體都能夠以更自然而可控制的速度吸收葡萄糖，進而減緩血糖飆升。

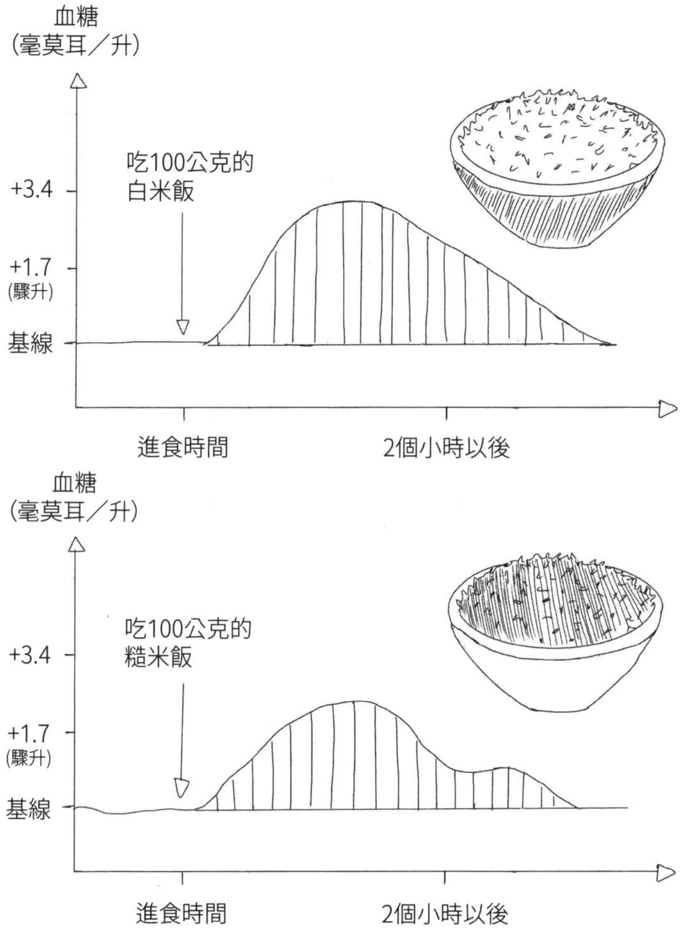

第三部分 如何讓血糖曲線平穩？ | 279

圖 H10-8 │ 糙米跟白米相比，比較不會讓血糖上升，但它的本質還是米。不妨給它裹上外衣，藉此讓血糖曲線變得較為平穩。

> 如果你單獨食用碳水化合物……
> 麵包、玉米、粗粒麥粉（couscous）、義大利麵、麥粒粥（polenta）、米飯、玉米薄餅、蛋糕、甜食、穀類食品、餅乾、薄脆餅乾、水果、脆穀麥、熱巧克力、冰淇淋或其他甜食。
>
> 將它們與纖維質、脂肪和／或蛋白質搭配食用：
> 任何蔬菜、豆類、奶油、起司、奶油、雞蛋、魚類、希臘優格、肉類、堅果與種籽。

◆ 我該添加哪種脂肪呢？

不像糖分（沒有所謂好的糖或不好的糖；無論是從哪種植物提煉出來的，所有糖都一樣），有些種類的脂肪確實對人體比較好。

好的脂肪都是飽和的（包含奶油、酥油等動物脂肪，以及椰子油）與單元不飽和的（從植物提煉的脂肪，比如酪梨、澳洲堅果和橄欖）。煮飯時要用飽和脂肪，因為它們比較不會因高溫而氧化，而單元不飽和脂肪（譬如橄欖油和酪梨油）則不然，這類油品無法承受高溫。有一套經驗法則可用於分辨這兩種油脂：煮飯時選擇在室溫時會變成固態的油

脂就對了。

不好的脂肪會引起發炎、傷害心臟、讓內臟脂肪累積，並且增加人體對胰島素的抗性，如多不飽和脂肪與反式脂肪，這些東西多存在於加工過的油品，好比大豆油、玉米油、菜籽油、紅花籽油、米糠油，它們也會存在於油炸物和速食之中。（比較沒那麼有害的是亞麻籽油。）

我們吃下脂肪類食物時會增加飽足感，但添加多少就是一門藝術。加入大量的脂肪可以大幅減緩血糖飆升，但可能導致體重增加。我建議各位添加大約一到兩茶匙的脂肪即可，請不要將整罐橄欖油都倒在你要吃的義大利麵上。

最後，無論你要買什麼東西，請不要傻傻地認為標榜「低脂」的產品一定比較好──5% 的希臘優格比起低脂優格更能有效防止血糖曲線變化。（如想知道更多的訊息，請參閱本書的〈如何從包裝找出食品會讓血糖飆升的線索〉（第289 頁）。

◆ 我該如何添加纖維？

所有行光合作用的蔬菜都含有纖維質，而堅果跟種子也是，它們是最好的外衣！你也可以試試纖維補充錠，例如使用洋車前子（psyllium husk）製作的補充錠。

◆ 我該如何添加蛋白質？

　　動物相關的製品都含有蛋白質，像是蛋類、肉類、魚類、奶製品和起司。此外，從植物中也可以找到蛋白質的蹤跡，例如堅果、種籽和豆類。你也可以選擇蛋白粉，但請挑選只含蛋白質、沒有其他添加物的品項。我通常會選大麻籽或豌豆蛋白粉。你買的時候要確定裡面沒有添加甜味劑。

◆ 我有第一型糖尿病，該怎麼做呢？

　　如果你想調整飲食習慣來抑制血糖曲線的變動，請先諮詢你的內分泌專科醫生。假使你只有改變飲食而沒有調整用藥，後果難以預料，血糖可能大幅上升或下降。

◆ 我有第二型糖尿病，該怎麼做呢？

　　如果你目前正在打胰島素或服藥來控制病情，改變飲食習慣前請先諮詢你的醫生。只要適當調整飲食，就可以逆轉第二型糖尿病。「血糖女神」社群的不少成員跟我分享過如何逆轉病情。57歲的蘿拉就是一個例子。當她的體重達到136公斤的時候，她開始嘗試去讓血糖曲線變得平穩。她當時為了治療第二型糖尿病，使用二甲雙胍（Metformin）與磺醯尿素類藥物Glimepiride。蘿拉運用從我的IG學到的知

識,也和她的醫師密切配合,等到她調整飲食以後,就順利減掉 21.7 公斤的體重。不僅如此,她的糖化血色素數值也從 9 降到 5.5,需要服用的藥量也同步減少了。

我偶爾會去巴黎,我住在那裡時,早上常去散步。我某天經過一間麵包店,我真的好想咬一口店裡的長棍麵包。當我們在肚子餓的時候,沒有裹上外衣的碳水化合物往往看起來特別誘人,但我一直牢記一件事,就是當我越餓的時候,我的胃就越空,只要吃下未裹上外衣的碳水化合物,血糖就會飆升得更劇烈。(這就是為什麼抑制早餐造成的血糖驟升是如此的重要。)我後來養成了替長棍麵包裹外衣的習慣:我現在要咬一口長棍麵包之前,會先到街角小店買些杏仁來吃,等我回到家以後,我會再給長棍麵包淋上一些鹹奶油。

本書分享了不少訣竅,大幅改變了許多「血糖女神」社群成員的人生。我也期待各位不妨去試試,但你在嘗試的過程中要記得:別擔心自己無法一次做到所有的要求,只要做出一丁點改變,養成習慣以後,做起來就能得心應手,讓你走向更健康的人生。

控糖小撇步
當事情變得棘手的時候，
該如何控制血糖？

有人問我遇到特殊情況時該怎麼辦，好比萬一嘴饞想吃東西、在酒吧喝酒以及去買雜貨時該怎麼辦？下面提供一些小撇步，提供大家參考。

◆ 嘴饞的時候

1. 嘴饞的時候，先冷靜 20 分鐘。 在從前的狩獵採集時代，血糖降低就代表很久沒進食了，因此大腦會叫人去攝取高熱量的食物。如今的情況不同，當我們血糖低的時候，通常是前一餐吃的食物讓我們的血糖驟升。即便我們沒有很餓（身體已經儲存了能量），但大腦依舊會要我們去吃高熱量的食物。當血糖濃度降低以後，肝臟會立即（在 20 分鐘以內）介入，從儲存部位將葡萄糖釋放到血液，讓血糖濃度恢復正常。此時，嘴饞的感覺就會消失。當你下次很想吃點餅乾時，請設定計時器，等個 20 分鐘。如果你是因為血糖降

低而嘴饞，在計時器鈴響以前，你就會不想吃東西了。

2. 如果 20 分鐘過去了，你還是想吃餅乾，**那就把它當作下一餐的餐後甜食。**你要提醒自己，說自己只是嘴饞，之前也曾經這樣，只要忍一忍就過去了。不妨試試下面的方法：喝甘草茶，或是在咖啡裡加一匙椰子油。你還可以喝薄荷茶或泡菜汁、嚼口香糖，或者加一大撮鹽的開水。刷個牙，去散步，做這些也行。

3. 如果你沒辦法等到下一餐時把零嘴當甜食來吃，決定馬上吃掉你現在就想吃的東西，**就將一湯匙的蘋果醋加入一大杯水裡，然後把水喝下去。**（醋的量接近一湯匙即可，不妨酌量增減。）

4. **替你的碳水化合物裹上外衣。**進食之前先吃一顆雞蛋、一把堅果、幾匙 5% 希臘優格、以及一顆烤青花菜。

5. **盡情享用你的食物！**

6. **進食後一小時內要起身走走，活動筋骨。**可以去散步或深蹲。只要你喜歡，做任何運動都行。

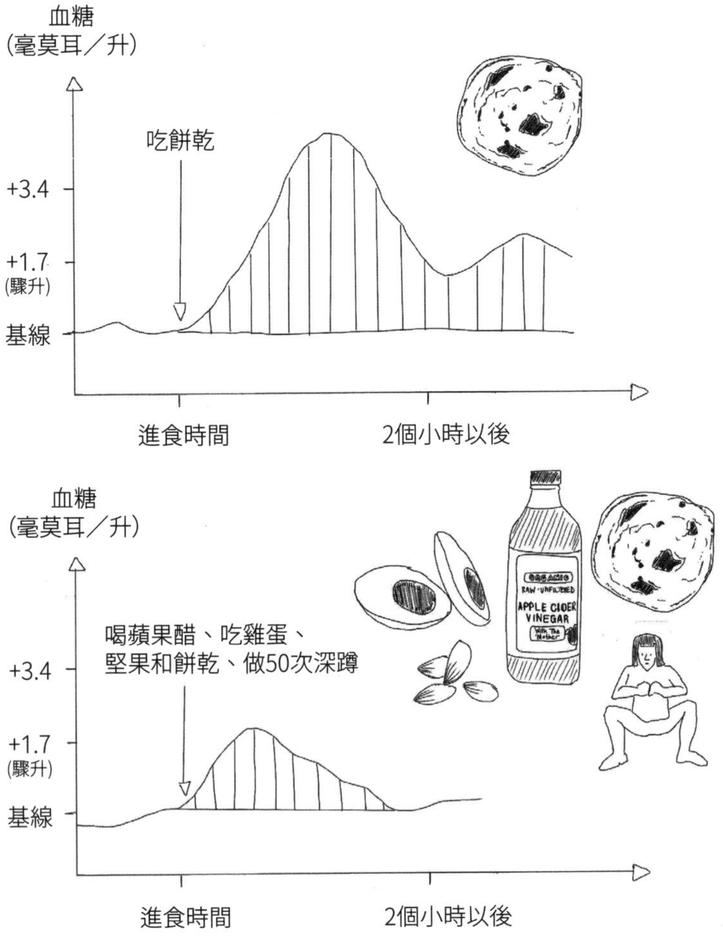

血糖
(毫莫耳／升)

吃餅乾

+3.4

+1.7
(驟升)

基線

進食時間　　　2個小時以後

血糖
(毫莫耳／升)

喝蘋果醋、吃雞蛋、
堅果和餅乾、做50次深蹲

+3.4

+1.7
(驟升)

基線

進食時間　　　2個小時以後

圖 S1 ｜ 這是化解嘴饞的終極絕竅組合。

◆ 當你在酒吧時

　　你在酒吧點酒喝時,不要讓你的血糖和果糖曲線飆升。(那會對肝臟造成過度的負擔。)

　　會讓血糖濃度平穩的酒包括紅酒、白酒、粉紅葡萄酒和氣泡酒,而烈酒(琴酒、伏特加、龍舌蘭和威士忌,甚至蘭姆酒)也是如此。空腹時喝這些酒類不會讓血糖飆升,但要留意酒裡面的添加物,例如果汁、含糖物質以及通寧水,這些都會造成血糖驟升。你要喝酒時先加幾顆冰塊,配上氣泡水、蘇打水、萊姆汁或檸檬汁。啤酒含大量的碳水化合物,所以會讓血糖飆升。如果要喝啤酒,別選司陶特啤酒(stout,黑濁啤酒,譬如:Guinness)和波特黑啤酒(porter),要喝愛爾啤酒(ale)和拉格啤酒(lager)。當然,能選擇低醣啤酒,那就再好不過了。

　　如果你要吃開胃菜,要吃堅果和橄欖,因為這兩樣食物可以平衡血糖濃度。別吃洋芋片,否則血糖會飆升。

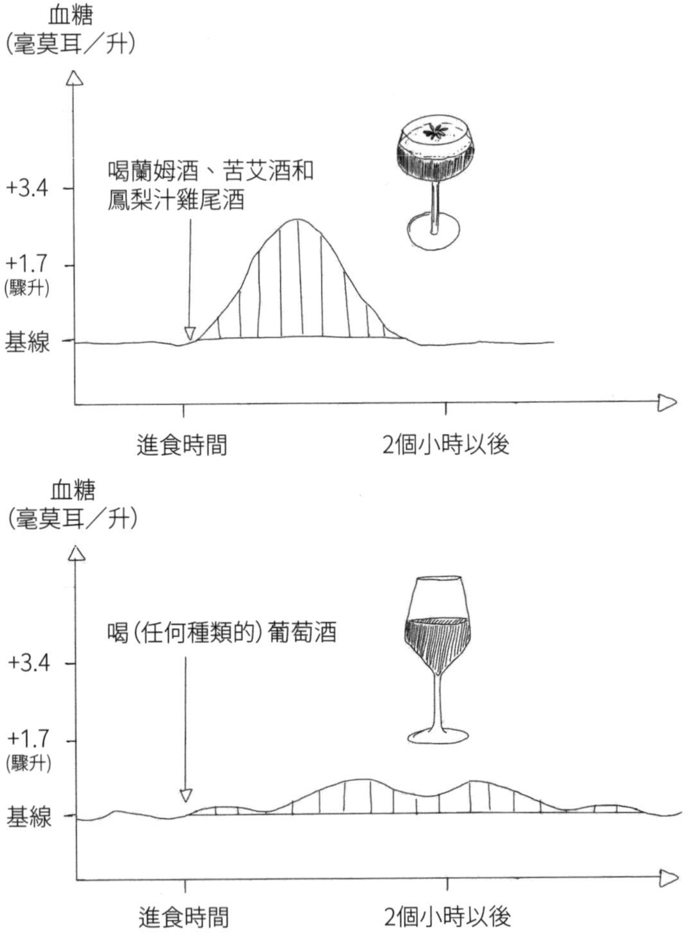

288 | 90% 的病，控糖就會好

血糖
(毫莫耳／升)

+3.4

+1.7
(驟升)

基線

↑
喝蘭姆酒、苦艾酒和
鳳梨汁雞尾酒

進食時間　　2個小時以後

血糖
(毫莫耳／升)

+3.4

+1.7
(驟升)

基線

↑
喝(任何種類的)葡萄酒

進食時間　　2個小時以後

圖 S2 ｜ 可以喝葡萄酒，喝香檳或烈酒也行，但別碰雞尾酒和啤酒。

◆ 當你去買雜貨時

少買加工食品,自然就能讓你的血糖曲線平穩。然而,你偶爾總要買點雜貨,這時請記住下面的事項。

在超市貨架上的商品並不會對你據實以告,絕對不可能。如果某個加工食品會讓你的血糖飆升,它的產品包裝並不會告訴你這件事。廠商會想辦法隱藏秘密,用些伎倆來讓你分心,例如標上「無脂」、「無添加糖分」,其實,這樣並不表示那個食品有益健康。為了確認食品是否會導致血糖驟升,別只看包裝前面的字樣,請看包裝背面。

◆ 如何從包裝找出食品會讓血糖飆升的線索?

先看包裝上的營養標示。各項成分通常是按照重量排序,由高排到低。如果糖列在前五項的成分,就算食品嚐起來不甜,依舊代表它有很多的糖。例如,一條白麵包或一瓶番茄醬都會讓你的血糖飆升。如果糖位列前五大成分,你就知道那代表什麼——吃下它會讓果糖曲線飆升。

> 營養標示上的各種糖類名稱
> 注意下面的名稱:龍舌蘭花蜜、龍舌蘭糖漿、麥芽精、甜菜糖、糙米糖漿、紅糖、甘蔗汁結晶糖、蔗

> 糖、焦糖、椰糖、粉糖、玉米糖漿、固態玉米糖漿、壓碎水果、棗糖、糊精、葡萄糖、濃縮甘蔗汁、果糖、果汁、濃縮果汁、濃縮果泥、半乳糖、葡萄糖、固態葡萄糖漿、金砂糖、糖蜜、高果糖玉米糖漿（HFCS）、蜂蜜、粉糖、麥芽糖漿、麥芽糊精、麥芽糖、楓糖漿、黃砂糖、帕內拉紅糖、冷壓果乾、粗糖、大米糖漿、黑紅糖、蔗糖、糖。

請特別留意下面的關鍵字：「果汁」、「濃縮果汁」、「濃縮果泥」、「冷壓果乾」。這些字眼越來越常出現在優格、燕麥和脆穀麥包裝上。正如大家所知，水果被採收下來之後，經過加工和提取纖維，就只剩下糖分，和一般的糖並無不同。當你想喝果汁或是果昔的時候，請跟檢查加工食品一樣仔細看營養標示：如果主要成分是糖，也就是它是上面「水果」副產品的其中之一，請直接跳過，吃真正的桃子和蘋果就好。

ingredients

🍎 half a pressed apple

🍑 half a crushed peach

🍇 13 pressed grapes

🫐 11 crushed raspberries

🍋 a dash of lemon juice

圖 S3｜看似「健康」的果昔成份：糖就隱藏在前面四種不同的英文名稱底下（還有少量的檸檬汁）。它們聽起來很健康可口，但別忘了：果汁就是只是糖水而已。

圖 S4｜德國小熊軟糖標榜內含 25% 果汁（果汁中的糖跟糖用甜菜的糖沒兩樣）。

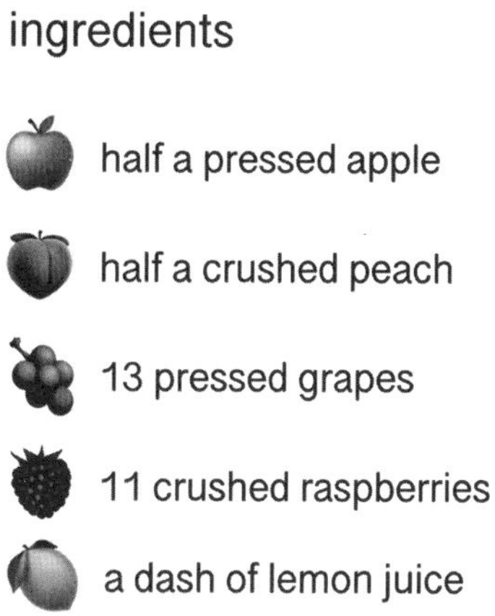

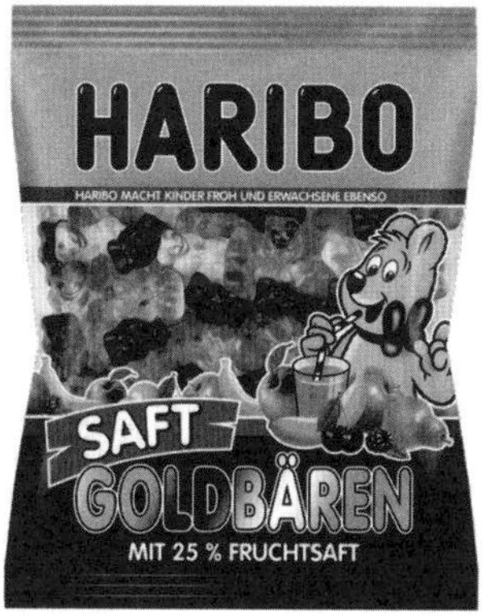

```
INGREDIENTS: WHEAT FLOUR, SUGAR, VEGETABLE
GLYCERIN, FRUCTOSE, DEXTROSE, MALTODEXTRIN,
VEGETABLE AND MODIFIED PALM OIL SHORTENING,
PALM KERNEL AND/OR PALM OIL, MODIFIED CORN
STARCH, APPLE POWDER, PALM OIL, MODIFIED MILK
INGREDIENTS, STRAWBERRY PUREE CONCENTRATE,
CORN STARCH, BAKING POWDER, SOY LECITHIN, SALT,
ACETYLATED TARTARIC ACID ESTERS OF MONO- AND
DIGLYCERIDES, COLOUR (CARROT JUICE CONCENTRATE),
SODIUM CITRATE, NATURAL FLAVOUR, CELLULOSE GEL,
CITRIC ACID, MALIC ACID, MONO- AND DIGLYCERIDES,
CELLULOSE GUM, SODIUM ALGINATE.
CONTAINS WHEAT, MILK AND SOY INGREDIENTS.
```

圖 S5 ｜家樂氏香脆麥米片的營養標示。你能從標示中找出 6 種不同名字的糖嗎？

◆ 實事求是

包裝上處處暗藏玄機，試圖混淆我們，但我告訴各位，有一處標示客觀資訊的地方：營養標示。

我們只要記住一點：近年來，製造商會將標示上的建議攝取量寫低一點，為的是要讓糖的公克數看起低一點；攝取量越低，糖的攝取量也越低。拜託！誰會只吃兩個奧利奧夾心餅乾啊？包裝上標示的數據並不是最要緊的。你要看比例。讓我來告訴各位如何去剖析資訊。

第一步，直接跳過熱量那一行！沒錯，就是字體最大的那行字，因為那是製造商要你注意的部分，但我說過，食物由什麼分子組成遠比熱量來得重要。只要知道如何從營養標示尋找線索，便可知道食品的分子組成。

Nutrition Facts	
Serving size	
Amount Per Serving	
Calories	**0**
	% Daily Value*
Total Fat 0g	**0%**
Saturated Fat 0g	**0%**
Trans Fat 0g	
Cholesterol 0mg	**0%**
Sodium 0mg	**0%**
Total Carbohydrate 0g	**0%**
Dietary Fiber 0g	**0%**
Total Sugars 0g	
Includes 0g Added Sugars	**0%**
Protein 0g	**0%**

Not a significant source of vitamin D, calcium, iron, and potassium

*The % Daily Value (DV) tells you how much a nutrient in a serving of food contributes to a daily diet. 2,000 calories a day is used for general nutrition advice.

圖 S6 ｜在食品包裝上的營養標示上，熱量的字體通常最大，但這無法告訴你它是否會讓血糖飆升。

當你要評估餅乾、義大利麵、麵包、穀類食品、禾穀棒、薄脆餅乾、洋芋片之類的乾糧包裝時，請直接鎖定「碳水化合物」（Total Carbohydrate）的區塊，標在「碳水化合物」和「糖」（Total Sugars）旁邊的公克數就是會讓血糖飆升的分子：澱粉和糖。公克數越高，就有越多食物會讓你的血糖、果糖和胰島素曲線飆升，接著會引發一連串的連鎖反應，讓你一直想吃甜食。

這個區塊包含「膳食纖維」（Dietary Fibre）那一行，本書一直在說，纖維是人體唯一無法分解的碳水化合物，所以食物的纖維越多，飯後的血糖曲線就會越平穩。下面是挑選乾糧的小訣竅：查看「碳水化合物」和「膳食纖維」的比例，要挑選每 5 公克「碳水化合物」有最接近 1 公克「膳食纖維」的食品。那該怎麼選擇呢？很簡單，找出「碳水化合物」旁邊的數字，然後除以五。選擇食品時，找出「膳食纖維」為這個數字的品項（數字盡量接近就可以）。

為什麼要除以五呢？這是任意挑選的數字，但我使用五是因為它很接近漿果等水果中碳水化合物和纖維的比例。依據的科學並不精確，但我發現，食物越接近這個比例，它導致血糖曲線上升的幅度就越平坦。

假設你今天去買麵包，請拿著購物清單去買東西，你要

比較一下，找出不會讓血糖飆升的商品；如果你發現在麵包的營養標示上，糖被列在前五項，不要懷疑，別買這種麵包，買其他東西時，要選擇「碳水化合物」和「膳食纖維」的比例最高的商品。這樣做就對了！

Nutrition Facts			Nutrition Facts		
15 servings per container			15 servings per container		
Serving size		30g	Serving size		29g
Amount per serving			Amount per serving		
Calories		60	Calories		100
		% Daily Value*			% Daily Value*
Total Fat 1g		1%	**Total Fat** 0g		0%
Saturated Fat 0g		0%	Saturated Fat 0g		0%
Trans Fat 0g			Trans Fat 0g		
Cholesterol 0mg		0%	**Cholesterol** 0mg		0%
Sodium 110mg		4%	**Sodium** 190mg		8%
Total Carbohydrate 25g		8%	**Total Carbohydrate** 25g		8%
Dietary Fiber 14g		57%	Dietary Fiber 2g		8%
Total Sugars 0g			Total Sugars 7g		
Includes 0g Added Sugars		0%	Includes 7g Added Sugars		
Protein 2g			**Protein** 2g		
Vitamin D 2mcg		10%	Vitamin D		20%
Calcium 260mg		20%	Calcium		
Iron 8mg		45%	Iron		30%
Potassium 240mg		6%	Potassium		2%

*The % Daily Value (DV) tells you how much a nutrient in a serving of food contributes to a daily diet. 2,000 calories a day is used for general nutrition advice.

圖 S7｜請比對這兩個燕麥片的標示：左邊是 Fibre one 穀物片，右邊是家樂氏麥米片。左邊的纖維／碳水化合物比例比較好（每 25 公克的碳水化合物配 14 公克的纖維 VS 每 25 公克的碳水化合物配 2 公克的纖維）。左邊的穀物片比較有益健康。

> 試著這樣做：從儲藏櫃裡隨便拿一個你最常吃的食品，查看包裝背面，看看它是否會讓你的血糖飆升。糖是否為前五高的成分？每 5 公克的碳水化合物是否配上 1 公克的纖維？

◆ **我可以把蛋白質和纖維加進這些食物裡嗎？**

當然可以！你可以買會讓血糖飆升的食物，當你要吃的時候再加纖維、蛋白質和脂肪：例如，你吃奧利奧夾心餅乾時可以配希臘優格和堅果。然而，如果你一開始就挑選可讓血糖穩定的食物，我想事情就會更簡單。

◆ **我絕對不可以買會讓血糖飆升或糖分含量高的食物嗎？**

不是的，你不必這麼挑剔！最重要的事情就是留意哪些東西會造成血糖飆升以及哪些東西不會。我買冰淇淋的時候，就買了糖含量超高的甜食，這絕對會讓我的血糖飆升。這我都知道，但我只是偶爾吃冰淇淋，並沒有天天吃。像優格、穀類食品和麵包之類我天天吃的東西，我就會買比較能讓我的血糖濃度維持穩定的食品。

◆ 小心被騙！

找碴時間到了！就算包裝上的標示超吸睛，並不代表這個東西有益健康。廠商推出花俏的廣告和使用迷人的包裝，主要是想吸引你去買他們的產品，像是「無麩質」（gluten-free）、「純素」（vegan）和「有機」（organic）等字眼其實未必表示吃了這些東西不會讓你的血糖飆升。

> 試著這樣做：購物時，請留在超市的外側走道。如果你在外側購物，就會發現水果、蔬菜、奶製品、肉類和魚類，這些都是加工最少的食物。如果你要進入裡面的走道，務必使用本章的技巧來挑選加工食品。不久之後，你的大腦就會變成專門掃描哪些東西會讓血糖飆升的機器。

最後一個小撇步：絕對不要餓著肚子去買東西⋯⋯肚子一餓，腦子就會混亂。當我餓著肚子購物時，蔬菜看起來都非常倒胃口，貨架上的每一件巧克力製品彷彿都在呼喊我的名字。

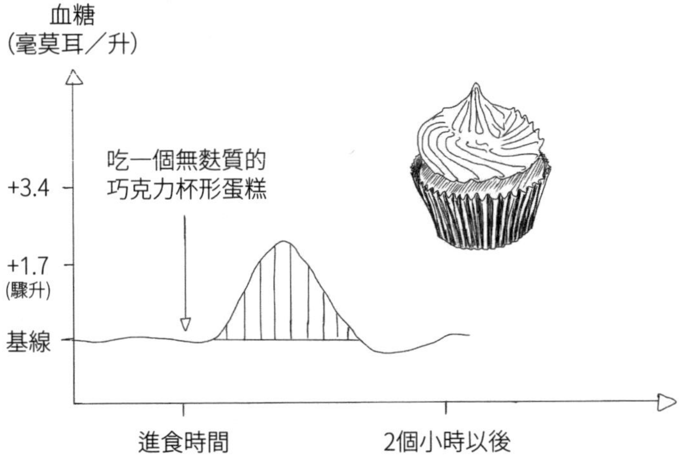

圖 S8 ｜「無麩質」未必代表「健康」，仍然可能含有澱粉和大量的糖。

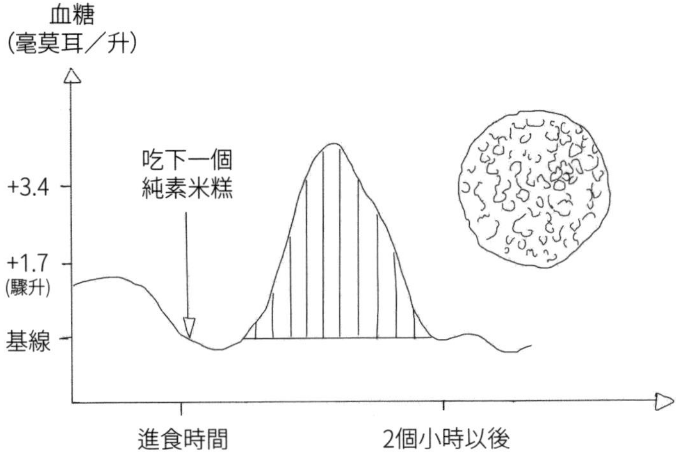

圖 S9 ｜「純素」未必代表「健康」，仍然可能含有大量的澱粉和糖。

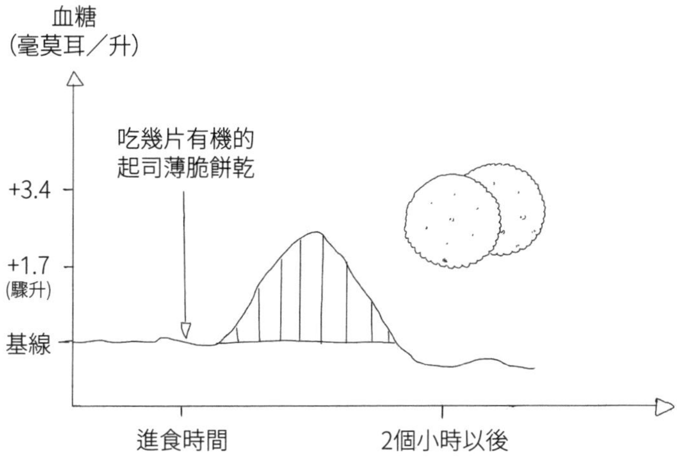

第三部分 如何讓血糖曲線平穩？ | 299

血糖
（毫莫耳／升）

吃幾片有機的
起司薄脆餅乾

+3.4

+1.7
(驟升)

基線

進食時間　　　2個小時以後

圖 S10 ｜「有機」未必代表「健康」，仍然可能含有大量的澱粉和糖。

每日血糖平穩計畫

本書提供許多訣竅，只要善用這些訣竅，人人都能成為血糖男神或女神。我以自己的某一天為例，說明如何讓我的血糖曲線平穩。

◆ **早餐**

我喝了一杯咖啡，加入少量的全脂（非脫脂）牛奶，較高的脂肪含量會讓我的血糖穩定。用平底鍋煎兩顆蛋，以奶油和海鹽調味，旁邊倒上幾湯匙鷹嘴豆泥，再配一片烤熟的奶油黑麥吐司。出門以前，我帶了一塊 80% 黑巧克力，想吃點甜食的時候可以享用。最好吃完正餐以後再吃巧克力，不要單獨吃，但我以前通常會在早上 11 點單獨吃巧克力。

我使用的訣竅：

- 訣竅四：讓早餐後的血糖平穩
- 訣竅六：寧可吃甜點，也不要吃甜食

◆ 工作期間

喝了紅茶（我通常會喝綠茶，但那天綠茶喝完了。）

◆ 午餐

我微波剩菜剩飯：綠豆、芝麻醬烤鱈魚和野生稻米飯，按照這個順序食用。

我使用的訣竅：

- 訣竅一：以正確的順序進食

◆ 下午

當我走在街上時，看到一塊非常吸引我的美味餅乾。所以我會採取因應辦法：我買了那塊餅乾，但沒有立即享用，而是回到辦公室，先喝一杯加了一湯匙蘋果醋的開水，然後吃掉五顆杏仁，最後再吃餅乾。過了二十分鐘以後，我就活動肌肉，讓我的血糖曲線平穩，所以我走到浴室，做了三十個深蹲，再靠著洗手台做十個伏地挺身。

我使用的訣竅：

- 訣竅七：吃飯前先喝點醋
- 訣竅十：為碳水化合物裹上外衣
- 訣竅八：飯後要活動

◆ 晚餐

　　我請了朋友來我家共進晚餐。我倒了一些白酒，白酒的葡萄糖和果糖含量比琴酒或通寧水低。接著上蔬菜沙拉作為開胃菜，裡頭有生胡蘿蔔和切片棕櫚心。我們一坐下，我便拿出我最喜歡的火腿沙拉和迷迭香焗烤馬鈴薯當作配菜。我的朋友現在知道要先吃沙拉，再吃馬鈴薯，這樣才能讓血糖曲線平穩。

　　飯後甜點是淋上鮮奶油的草莓。吃完甜點20分鐘以後，我叫所有人都起身活動，去附近廣場散步10分鐘。我們回到家以後，大家精力充沛，都搶著幫忙洗碗！

　　我使用的訣竅：

- 訣竅二：用餐前先多加一道綠色蔬菜
- 訣竅一：以正確的順序進食
- 訣竅十：為碳水化合物裹上外衣
- 訣竅八：飯後要活動

你是特別的

本書的訣竅對任何人都有效。無論你是誰,吃飯前先多吃綠色開胃菜,最後再吃碳水化合物,一定能讓你的血糖曲線平穩。記得要吃鹹味早餐。你只要喝醋和運動,就能吃蛋糕,也能保持健康。

然而,在某些特定的食物類別內(比如甜點),什麼是最好的卻會因人而異,下面會說明我的案例。

2019 年,我幫朋友露娜戴上血糖監測器,請她參加一個很有挑戰性的實驗。首先,我們吃一模一樣的早餐和午餐,兩個人血糖曲線都沒飆升。然後到了下午三點,我烤了餅乾,從冰箱中拿出冰淇淋,接著便和她同時吃了這些點心,而後續的變化卻讓我十分震驚。

沒錯,我的血糖飆升,但她的卻沒有太大的變化。我們兩個在吃點心前後兩小時都沒有運動,也沒有喝醋。你可能會好奇這到底是怎麼一回事。為什麼餅乾和冰淇淋會導致我的血糖驟升,但她卻沒有受太大的影響?

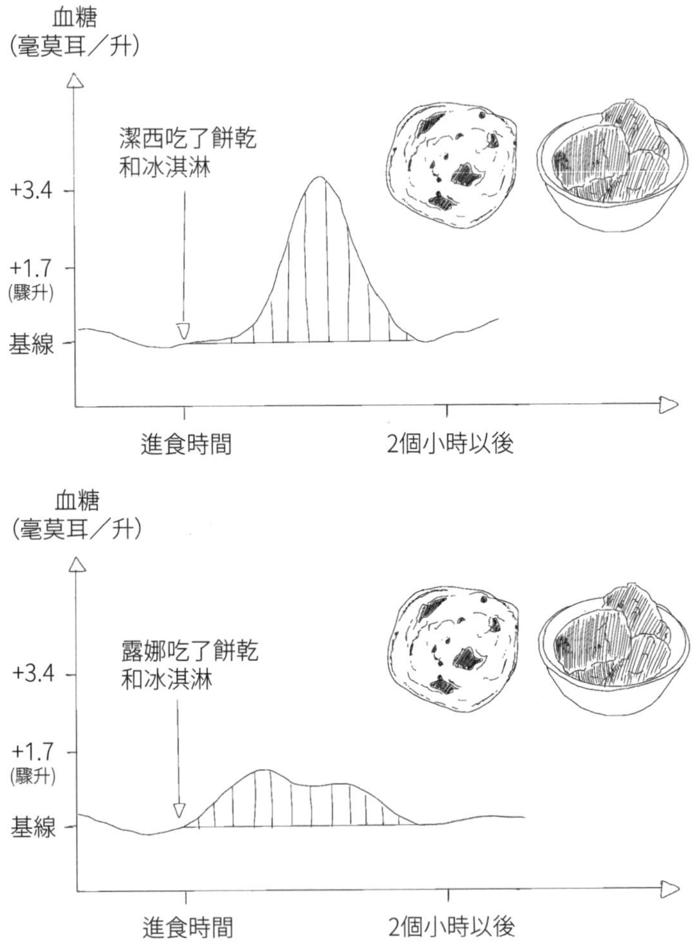

圖 S11 ｜兩人吃了相同的食物，血糖曲線卻有不同的變化。

這不是偶然或特例。從 2015 年起，全世界的研究團隊都發現了同樣驚人的實驗結果：同樣的食物會引發不同的人體反應，結果因人而異。

　　造成差異的因素有很多：我們基礎胰島素的量、肌肉量、腸道菌種、攝取的水分多寡、休息的時間、承受的壓力、先前有無運動等等，不勝枚舉。有些研究指出，如果你認為自己將要吃含糖的食物，這樣就可能會導致你的血糖飆升得比別人更高。

　　我們的血糖峰值不同，但仍然能套用一般原則：如果露娜和我在吃餅乾和冰淇淋前先吃點堅果，我們的血糖峰值就會比較低。

　　當我們檢視食物類別，個體差異便非常有用。以餅乾為例，這類食物肯定不適合我，卻可以當作露娜的點心。因此，我想吃點心時，我知道吃餅乾不好，蘋果派比較適合我。

　　再次強調，這種結論還十分不完整。露娜的血糖沒有飆得那麼高，可能是因為她的身體先前分泌較多的胰島素，所以她的新陳代謝比我差。要提出這方面的科學實證，還有一段很長的路。本書的訣竅適用於任何人，你不必戴連續血糖監測器就能運用它們。假使你將來戴了一個連續血糖監測器，就可以找出不會讓你血糖飆升的特定食物。

結語

我很榮幸也很幸運，每天都能聽到你們的回饋，並且從你們的訊息得到一項強而有力的結論：無論你的飲食習慣為何、生活方式為何、年齡有多大、來自哪裡，過去身體有什麼毛病，只要運用本書的訣竅，你的人生就會大幅改觀。當我在巴黎的家裡完成本書後寫這段結語時，我很想感謝你們給了我機會來分享這門科學。

我知道維持健康很不容易。很多人都曾被誤導，因此到處都可聽到彼此矛盾的說法。我有很長一段時間也感到非常迷惑。的確，我們現在聽到的許多食物建議都有不少問題，因為這些建議很少完全不偏不倚。也許你因為這樣而去遵循某種健康說法，結果不僅沒效，身體還變得更糟。

或許你的身體就像一個黑箱，也許你多年來總是精神不濟，也有可能你一直有食物飢渴、逐漸變胖或得到慢性病而飽受困擾。或許你曾經歷憂鬱症、無法生育、越來越可能得到第二型糖尿病。也許你不知道該如何控制你的第一型糖尿病或妊娠性糖尿病。你也可能在吃藥，但別人卻告訴你，這

個病治不好。

　　我希望你讀完本書以後能夠知道，身體的症狀其實是有強而有力的訊息，表示你的身體正在和你說話。我的目標是要帶給各位即時客觀的科學資訊，然後將其化為行動，將公正的科學研究轉變成實用的工具，讓你明白身體如何運作，然後讓你感到精神飽滿，神清氣爽。

　　你該怎麼做呢？你會試著傾聽身體，了解駕駛艙內的血糖濃度，讓你恢復原本應有的飛航高度嗎？我希望你們能做到。當你開始努力時，別忘了要善待自己。我希望你們學會以後，能夠繼續去幫助父母、兄弟姊妹、孩子、朋友和認識的人，鼓勵他們跟你一起做。我們只要通力合作，就能夠讓每個人和自己的身體重新連結，一次就幫助一個人。希望大家能告訴我你們進展得如何，我非常樂意聆聽你們控制血糖的旅程。在 IG 上搜尋 @glucosegoddess，就可以找到我。

食譜

無論你是誰,吃飯前先多吃綠色開胃菜,最後再吃碳水化合物,一定能讓你的血糖曲線平穩。

早餐

完美漿果杏仁蛋白果昔

我是從馬克‧海曼醫生（Dr Mark Hyman）的《血糖解方》（*The Blood Sugar Solution*，如果出版，2014年）第一次發現早餐果昔，這對我啟發很大。我多年來不斷改良這份食譜。可可豆是我最喜歡的添加物。有時我想要喝濃稠的果昔，所以我會將水分或牛奶減到50毫升。

食材／一人份

½ 顆小酪梨（約50公克）

¼ 根香蕉（約25公克）

40公克冷凍混合漿果

3湯匙蛋白粉

1湯匙杏仁醬

1茶匙花生油

150毫升全脂牛奶、無糖堅果奶或過濾水

1茶匙可可豆

做法

1 除了可可豆以外,將所有的食材放入攪拌機,攪拌至滑順。在上頭撒上可可豆,立即享用。

莓果可可堅果燕麥粥

我從社群收到很多關於燕麥的問題。各位請記住,燕麥是澱粉,當然會讓血糖上升。這裡的訣竅是將燕麥和能讓血糖平穩的食材混合,並且讓味道更為鮮美。要增加甜味時,別用蜂蜜、楓糖漿或糖,要改用漿果。

食材╱二人份

250 毫升全脂牛奶或無糖堅果奶

1 茶匙肉桂粉

60 公克鋼切燕麥(steel-cut oat)

2 湯匙杏仁醬

2 湯匙全脂希臘優格

60 公克混合漿果,包含藍莓、覆盆子和草莓

1 茶匙可可豆

做法

1 將牛奶、肉桂、500 毫升的水和少許鹽一起倒入一個中等大小的平底鍋。煮沸後轉小火煨煮,再加入燕麥攪拌。

2 煮 20-25 分鐘,要不時攪拌。

3 將煮好的粥品分裝在兩個碗,將杏仁醬淋在上面,然後加希臘優格、漿果和可可豆。

菠菜北非燉蛋

這是一道非常讓人驚艷的菜,適合在周日早午餐時招待朋友。當我把北非燉蛋端上桌時,客人總是會發出「哇哦」和「啊啊啊」的驚嘆聲。

食材／四人份

1 顆中等大小的韭菜,切片

1 個中等大小的球莖茴香,大致切碎

1 片蒜瓣

2 湯匙橄欖油或酪梨油

100 公克嫩菠菜

10 公克蒔蘿,大致切碎(保留一些來裝飾)

2 湯匙芝麻醬(請見下面的提示)

½ 茶匙辣椒片

4 顆中等大小的散養雞蛋

做法

1. 將烤箱預熱至 200°C（旋風烤箱至 180°C，瓦斯爐連烤箱至 6 度）。在中等且可用於烤箱的不沾鍋中熱油，將韭菜、茴香和蒜瓣炒至變軟，直到開始出現顏色，大約要 7 分鐘。

2. 加入菠菜，讓它變軟，然後加入蒔蘿、芝麻醬和辣椒片，再加入一些調味料。

3. 用大勺子在混合食材中挖出四個洞，然後打入雞蛋。讓它們在爐盤上煮幾分鐘，然後將平底鍋放入烤箱中烤 5-7 分鐘，或者烤到雞蛋剛剛凝固為止。

4. 上桌前撒上一點蒔蘿。

提示：如果你用的芝麻醬十分濃稠，無法很順暢的倒出來，只要加幾湯匙沸騰的熱水混合即可。

芝麻菜、酪梨和煙燻鮭魚舒芙蕾蛋捲

我這段時間一直在努力改善煎蛋料理。這道菜不難做，也是把剩菜用完的好方法。

食材／一人份

2 顆雞蛋，蛋黃蛋白分離

2 根蔥，切碎

30 公克芝麻菜，切碎

5 公克蒔蘿，切碎

40 公克菲達起司，攪碎

1 小塊奶油

1 片煙燻鮭魚

幾片黃瓜

½ 顆小酪梨

1 湯匙酸奶油

做法

1 預熱烤架。

2 將蛋白打發成硬性發泡。輕輕拌入蔥、芝麻菜、蒔蘿和菲達起司。加入蛋黃和一些調味料，然後將所有食材均

匀混合，盡量不要讓蛋白洩氣變扁太多。

3 將奶油放進不沾鍋融化。奶油發出嘶嘶聲時，倒入雞蛋混合物，將平底鍋傾斜，讓混合物蓋滿鍋底。在爐盤上煮 3 分鐘，然後將其放在烤架上，再烤 1-2 分鐘，此時雞蛋應該凝固並呈現金黃色。

4 將煎蛋捲放到盤上，將鮭魚、黃瓜、酪梨和酸奶油放在一半的煎蛋上。調味後將另一半煎蛋翻轉過來蓋住內餡，即可享用。

酸種裸麥酪梨吐司佐醃蘿蔔

就血糖水平而言，並非所有麵包都是一樣的。一般來說，白麵包會讓血糖飆升，然後驟降，讓人又感到飢餓。另一方面，酸種裸麥麵包富含纖維，吃下去之後，血糖會很穩定，也能減少身體的炎症，還有更多的好處。蘿蔔需要花點時間來醃製，但可為滑潤的起司和酪梨組合增添美味。

食材／二人份

5 根粉櫻桃蘿蔔

1 茶匙茴香籽,壓碎

3 茶匙紅酒醋

½ 茶匙海鹽

60 公克鮮奶油起司

2 片烤過的酸種裸麥麵包

1 顆酪梨,切片,加入少許檸檬汁(防止酪梨變褐)

新鮮切碎的蒔蘿,裝飾用(非必要)

酪梨油,裝飾用(非必要)

做法

1. 先醃蘿蔔。將蘿蔔大致磨碎,然後放入小碗,加入壓碎的茴香籽、紅酒醋和鹽。攪拌均勻,然後放在一旁,準備其餘的食材。
2. 將鮮奶油起司塗在麵包上,然後將酪梨放在上面。把蘿蔔多餘的水分擠出,然後將它們撒在酪梨上。
3. 用新鮮蒔蘿和少許酪梨油裝飾。

提示:加上煙燻鮭魚會讓這道菜變得非常美味。

「綠色」開胃菜

煎櫛瓜佐酪梨油和帕馬森起司

從我懂事起,我就一直在做這道菜。對我來說,吃這道菜真的能夠撫慰我的心靈。我認為這樣處理櫛瓜是最好吃的,將葫蘆煎成褐色,確實會讓它更加美味。加點切碎的新鮮辣椒或香草,可以讓這道餐點的色澤更鮮麗,也能增添另一層風味。

食材／二人份

2 顆中等大小的櫛瓜(約 500 公克),切成薄片
2 湯匙酪梨油
50 公克帕馬森起司,仔細磨碎

做法

1. 用酪梨油煎櫛瓜約 8 分鐘,或直到櫛瓜開始變色且稍微變軟。用海鹽和黑胡椒粉調味。把食材放到盤子上,撒上磨碎的帕馬森起司。

洋薊榛子沙拉佐菲達起司

我的首選沙拉。我會在調味料中使用醋,讓我之後吃的澱粉類食物不會讓我的血糖飆升。如果加點新鮮香草,風味就會更為濃郁。

食材／配菜四人份,主菜二人份

200 公克混合沙拉葉

1 大把新鮮香草,例如香芹、香蔥、牛至、羅勒或薄荷

70 公克洋薊心(罐裝),瀝乾並切片

50 公克去皮榛子,烤過

100 公克菲達起司,攪碎

調味料

2 根青蔥,切碎

1½ 湯匙新鮮蘋果醋

3 湯匙酪梨油或橄欖油

1 茶匙第戎芥末醬

做法

1 先製作調味料。將青蔥浸泡在蘋果醋中 5 分鐘,然後加

入酪梨油、第戎芥末和些許調味料,攪拌至乳化。
2 將沙拉食材放入碗中,淋上調料,然後將所有食材攪拌均勻。完成後立即享用。

濃郁紫甘藍沙拉

我學會這道食譜以後,終於明白紫甘藍要怎麼食用了!這道小沙拉已成為我的家庭主食,因為它簡單、新鮮,不僅味道濃郁,外觀也鮮麗亮眼。

食材╱配菜四人份,主菜二人份

½ 顆紫甘藍,切碎
2 湯匙新鮮蘋果醋
½ 顆柳橙擠出的汁
60 公克石榴籽
20 公克新鮮香菜,大致切碎

做法

1 將紫甘藍放入碗中和醋一起攪拌,然後加入其餘的食材,調味以後即可食用。

蠶豆菊苣起司濃湯

嫩蠶豆和鬆脆的菊苣被包裹在柔滑的美味高湯中。

食材／二人份

1 顆洋蔥，切碎

2 片蒜瓣，切碎的 3 小枝百里香葉子

2 湯匙橄欖油

700 毫升蔬菜湯或雞湯

50 公克戈貢佐拉（Gorgonzola）起司（朵切拉提〔Dolcelatte〕藍紋乳酪也行）

1 顆菊苣，切成薄片

400 公克新鮮蠶豆，去殼（去殼重量 200 公克）

少許檸檬汁

做法

1. 將橄欖油倒進中等大小的平底鍋，將洋蔥、蒜瓣和百里香炒 3-4 分鐘。倒入高湯，先煮沸，然後文火煮 5 分鐘。
2. 加入起司，然後將高湯離火，快速攪拌至光滑柔順。
3. 重新熱鍋，加入菊苣和蠶豆，用文火煮幾分鐘。加入檸檬汁並調味至喜愛的口味。

酸辣起司青花菜

這是一道很棒的開胃菜、主菜或配菜。在上面放一顆煎雞蛋以後,也非常適合當作早餐。

食材／主菜二人份,開胃菜、配菜四人份

450 公克嫩莖青花菜

4 湯匙酪梨油

1 顆檸檬擠出的汁和 ½ 片檸檬皮

30 公克羅勒葉,大致撕碎

1 條紅辣椒,去籽並切碎

20 公克烤過的松子

20 公克帕馬森起司,磨碎

做法

1. 將一鍋中等大小的鹽水燒開,讓青花菜煮 2 分鐘。
2. 同時用一個大碗,混合酪梨油、檸檬汁和檸檬皮、羅勒和辣椒。用鹽和現磨的黑胡椒調味。
3. 青花菜煮好以後,將其瀝乾並裹上一層醬料。上菜前撒上烤松子和磨碎的帕馬森起司。

主菜

烤雞佐西洋白花菜蕾芽

這一鍋烹飪味道超棒。這道菜既適合當週末晚餐享用，也適合端上桌炫耀，讓大家盡情享用！

食材／四人份

550 公克迷你馬鈴薯

300 公克櫻桃番茄

60 公克去核黑橄欖，切成兩半

幾枝迷迭香和牛至（非必要）

3 湯匙橄欖油

4 隻雞腿，帶皮帶骨（約 1 公斤）

25 公克西洋白花菜蕾芽（罐裝），瀝乾

20 公克新鮮香芹，切碎

做法

1. 將烤箱預熱至 200°C（旋風烤箱至 180°C，瓦斯爐連烤箱至 6 度）。將馬鈴薯、番茄、橄欖和香草放到烤盤上，撒上調味料，然後淋上 2 湯匙的橄欖油。
2. 將雞腿放在上面，將剩餘的橄欖油淋在雞皮上，再次調味，不蓋蓋子，放入烤箱烤 1 小時。
3. 從烤箱中取出烤盤，加入西洋白花菜蕾芽攪拌，再烤 15 分鐘。將雞肉和蔬菜分裝於 4 個盤子，要用勺子舀出所有烹飪湯汁。上菜前撒上大量的新鮮香芹裝飾。

起司烤茄子佐鷹嘴豆

放在這道菜上頭的茄子在炙熱烤箱中被烤得軟熟，而置於下面的番茄、西洋白花菜蕾芽、牛至和鷹嘴豆被烤熟後一起融化，形成美麗的基底食材。

食材／四人份

500 公克櫻桃番茄

2 湯匙番茄泥

50 公克曬乾的（油浸）番茄，大致切碎

2 個 400 公克鷹嘴豆罐頭，瀝乾

30 公克西洋白花菜蕾芽（罐裝），瀝乾

4 小枝牛至葉（或 1 茶匙乾牛至）

3 顆小茄子，縱向切成 6 個楔形

2 湯匙橄欖油

100 公克瑞可塔起司

2 小枝羅勒葉，切碎

做法

1. 將烤箱預熱至 240°C（旋風烤箱至 220°C，瓦斯爐連烤箱至 9 度）。將番茄、番茄泥、曬乾的番茄、鷹嘴豆、西洋白花菜蕾芽和牛至放入一個中等大小的烤盤中。倒入 250 毫升的水，加入海鹽和現磨黑胡椒粉調味。把所有食材混合在一起。

2. 把茄子切片整齊放在上面，淋上橄欖油。再次調味，將盤子放入烤箱烤 30-40 分鐘，或者烤到茄子焦黃。

3. 將羅勒和瑞可塔起司混合後裝飾在上方。

椰子扁豆咖哩佐菠菜

將菠菜葉攪拌到熱菜中,吃起來會很過癮,只要幾秒鐘就可煮熟,還能保持鮮亮的綠色。如果你要給四個人做飯,就將份量加倍並稍微增加烹煮時間。把剩菜放進罐子並放入冰箱,就可以保存好幾天。

食材/二人份

1½ 湯匙橄欖油或椰子油

1 顆洋蔥,切碎

3 片蒜瓣,切碎

50 公克生薑,去皮並切碎

½ 茶匙香菜粉

1 茶匙小茴香粉

1 茶匙薑黃粉

120 公克綠扁豆

400 公克罐裝椰漿

1 個雞肉或蔬菜高湯塊

50 公克菠菜

20 公克新鮮香菜,大致切碎

½ 顆萊姆擠出的汁

做法

1. 用平底鍋熱油,將洋蔥、蒜瓣和生薑炒 3-4 分鐘。加入香料並攪拌 30 秒來釋放香氣。
2. 加入扁豆、椰漿、碎高湯塊和 400 毫升水並攪拌。蓋上蓋子,用文火燉 25-30 分鐘,或直到扁豆煮熟,但不要太軟,要有點嚼勁。
3. 加入菠菜、香菜和萊姆汁,攪拌均勻。與一勺印度香米或花椰菜飯一起食用(可以買現成的)。

鱈魚佐松子和菠菜

我承認我曾被為我做這道菜的男人誘惑。這道菜性感迷人,讓人垂涎欲滴。

食材/二人份

2 條去皮鱈魚片(約 250 公克)

2 湯匙橄欖油或酪梨油,多備點油來淋食材

2 顆青蔥,切碎

2-3 小枝百里香的葉子

1 茶匙茴香籽,壓碎

40 毫升芝麻醬(可以加一點熱水讓它更容易化開)

10 公克新鮮蒔蘿，切碎，多備點來裝飾

½ 顆檸檬擠出的汁

200 公克菠菜

20 公克烤過的松子

做法

1. 將烤箱預熱至 220°C（旋風烤箱至 200°C，瓦斯爐連烤箱至 7 度）。將鱈魚片放在墊有防油紙的烤盤上，淋上少許油，調味，放入烤箱烤 10 分鐘。

2. 開始製作醬汁。用百里香和茴香籽在油中炒青蔥約 5 分鐘，或直到青蔥變軟。加入芝麻醬和 80 毫升沸水，用非常低的溫度攪拌，直到醬汁變得順滑。如有必要，可添加更多的沸水。加入蒔蘿和檸檬汁攪拌，然後再加點鹽和現磨的黑胡椒粉。

3. 拿出另一個平底鍋，用沸水燙一下菠菜讓它變軟，然後加入一些調味料。

4. 將鱈魚放在菠菜上，用勺子澆上芝麻醬，再以松子和一些新鮮蒔蘿裝飾。與一堆清蒸的綠色蔬菜一起享用。

石榴開心果雞肉沙拉佐檸檬優格醬

這道沙拉既有益健康,又能填飽肚子,將紮實口感和檸檬風味完美結合,讓你的味蕾瞬間炸裂!你可以使用現成的穀物和雞肉來減少備餐時間。

食材／二人份

2 小塊雞胸肉(約 350 公克),縱向切成兩半

1 湯匙橄欖油

150 公克鵝腳藜(盡量混合白色、紅色和黑色的鵝腳藜)

250 公克嫩莖青花菜,切成小塊

100 公克蘆筍,修剪尾端,切成小塊

100 公克甜脆豌豆,切成兩半

50 公克石榴籽

25 公克開心果,切碎

10 公克新鮮香菜葉(非必要)

調味料

3 湯匙(60 公克)全脂希臘優格

1½ 湯匙橄欖油

1 顆檸檬的皮和 ½ 顆檸檬擠出的汁

海鹽和黑胡椒粉

做法

1. 將烤箱預熱至 200°C（旋風烤箱至 180°C，瓦斯爐連烤箱至 6 度）。將雞胸肉放入烤盤，淋上橄欖油，調味並烤 20-25 分鐘。雞胸烤好以後，切成小塊。
2. 烤雞胸肉時，將鵝腳藜放入小平底鍋，加水和少許鹽，小火煮 12-15 分鐘。煮好以後，瀝乾水分並保持熱度。
3. 拿出另一個平底鍋，加水浸泡青花菜、蘆筍和甜脆豌豆，加入大量的鹽，先煮沸，然後煨煮 1 分鐘。瀝乾水分並保持熱度。
4. 將所有調味料倒進一個碗中混合。
5. 將鵝腳藜、蔬菜和雞胸肉放入一個大碗，拌入調味料。用石榴籽、開心果、香菜（如有）裝飾並立即享用。

祖母的鍋烤白甘藍佐薄片肋眼牛排

　　我的巴西祖母有一次在午餐時端上這道甘藍餐點,我立刻就愛上了它。在那之後的兩個月裡,我每週都會做一次。這道菜看似簡單,卻可以血糖平穩。我保證它也會成為你的主食。

食材／四人份

80 公克奶油

3 大片蒜瓣,大致切碎

1 小顆白甘藍(約 850 公克),切成薄片

120 公克羊奶乳酪,去皮並切碎

50 公克烤過的松子

60 公克石榴籽

20 公克香芹,大致切碎

2 塊大肋眼牛排,2-3 公分厚,回溫至室溫

適量橄欖油

做法

1　在中等大小的厚底平底鍋(帶蓋)中融化奶油,然後放入蒜瓣,炒 2-3 分鐘。加入甘藍和 80 毫升的水。好好攪

拌一下，然後蓋上蓋子，煮 15-20 分鐘。每隔 5 分鐘左右，打開蓋子並再次攪拌。甘藍會縮小，變得半透明、柔軟和絲滑。

2 現在加入羊奶乳酪並攪拌直至融化。離火，倒入松子、石榴籽和香芹。用海鹽和現磨的黑胡椒調味。蓋上蓋子，讓甘藍在你煎牛排時保持熱度。

3 將爐火開大，放上平底鍋。在牛排上塗抹橄欖油、一些鹽和大量胡椒粉。當平底鍋幾乎要冒煙時放進牛排，每面煎 2-3 分鐘（如果你不喜歡吃太生的牛排，使用較厚的牛排時，可能需要煎更久）。煎好以後，把牛排 5-6 分鐘，然後切成薄片，與甘藍一起享用。

煎牛排的注意事項

- 一定要把鍋加熱到冒煙（你也可以用燒烤爐來做）。
- 使用的平底鍋要能放得下兩塊牛排。
- 油要抹在牛排上，而不是給平底鍋上油。
- 牛排單面煎 2-3 分鐘才翻面，過程中不要一直翻動。

番茄起司寬扁麵

我在倫敦讀大學時,室友教了我這個食譜。她是義大利人,所以這道菜很道地。

食材／四人份

500 公克櫻桃番茄

200 公克菲達起司

4 小枝牛至葉(或 1 茶匙乾牛至)

3 湯匙橄欖油

350 公克義大利扁麵條

70 公克芝麻菜或菠菜,大致切碎

少許檸檬汁

做法

1. 將烤箱預熱至 200°C(旋風烤箱至 180°C,瓦斯爐連烤箱至 6 度)。將番茄、菲達起司、牛至和橄欖油放入或倒進中型／大型烤盤。調味並烘烤 30 分鐘。

2. 在烘烤時間結束前約 10 分鐘,將一鍋加鹽的開水放在爐灶上,將義大利麵煮到有嚼勁,大約需要 8 分鐘。瀝掉水分,但保留一些烹煮的殘汁。

3 將烤盤取出,加入少許煮麵的水,然後用叉子將所有食材搗碎。加入芝麻菜(或菠菜)和檸檬汁。

4 把義大利麵倒進烤盤,把所有食材攪拌在一起,直到義大利麵被徹底包覆,然後立即上桌享用。

辣味豬肉塔可佐黑豆番茄莎莎醬

這是一道可以讓客人自己搭配組合的絕妙佳餚,你也可以用大片沙拉葉代替塔可餅。

食材／四人份

4 湯匙醬油

1 條新鮮辣椒,去籽並切碎

2 顆萊姆擠出的汁

500 公克豬排,切得越薄越好

400 公克黑豆罐頭,水分瀝乾

100 公克番茄,切成四等分

20 公克新鮮香菜,大致切碎

1 顆迷你生菜,切成薄片

1 顆酪梨,切片並用少許萊姆汁調味

(未完,續下頁)

8 片小的軟玉米薄餅皮（如果你只能找到大餅皮，每人只需要一片）

120 毫升酸奶油

做法

1. 先煮豬肉。將醬油、辣椒和 1 顆萊姆擠出的汁倒進中等大小的平底鍋。用文火煮約 1 分鐘，直到混合物縮水並稍微變稠。加入豬肉，翻炒幾分鐘，炒夠久就行，免得豬肉變硬。把豬肉放在一邊並保持熱度。
2. 將黑豆、番茄、香菜和剩餘的萊姆汁一起倒進碗中，加入一些調味料以後備用。
3. 將酪梨、迷你生菜和酸奶油分別放入三個碗中。
4. 當你準備享用時，用烤麵包機或烤箱烤每片玉米薄餅皮。邊烤邊把餅皮堆在盤子上，用茶巾蓋住，讓餅皮保溫。
5. 準備好以後，讓每個人都到桌前去搭配組合想吃的塔可。

蛤蜊辣香腸燉豆

這是一道能夠快速上菜的辛辣燉菜,充滿地中海風味。

食材／四人份

2 湯匙橄欖油

1 顆中等大小的洋蔥,切碎

2 片蒜瓣,切碎

1 條紅辣椒,去籽並切碎

100 公克辣香腸,切成 1 公分的丁塊

1 湯匙番茄泥

1 茶匙辣椒粉

400 公克櫻桃番茄

120 毫升白葡萄酒

2×400 公克柯波拉紅點豆罐頭,瀝乾

1 個雞肉或蔬菜高湯塊

700 公克蛤蜊

30 公克新鮮香芹,切碎

1 顆檸檬,切成 4 等分

做法

1. 在寬大的中號砂鍋中加熱油,將洋蔥、蒜瓣和辣椒炒 3-4 分鐘,或炒至變軟。 加入辣香腸,再煎 3 分鐘。

2. 現在加入番茄泥、辣椒粉、番茄、葡萄酒、豆子和高湯塊。攪拌混合並倒入 500 毫升的水。先煮沸,然後轉小火煮 20 分鐘。當番茄爆裂並浮到上頭時,用木勺背面輕輕把番茄搗碎。

3. 將蛤蜊放入砂鍋,蓋上蓋子。煮 5 分鐘,不時搖動鍋子。此時,所有蛤蜊應該都已經打開了(沒有打開的就丟棄)。加點調味料,用香芹裝飾,並加入切開的檸檬一起享用。

花椰菜炒飯佐天貝

這種營養豐富的炒飯非常適合當作週末的晚餐。為了增加蛋白質含量,在上菜前可打上一顆雞蛋並攪拌一下。為了縮短烹飪時間,可用食物處理機快速攪拌蔥、薑和大蒜。

食材／二人份

100 公克天貝,切成 1 公分的丁塊
2 湯匙橄欖油

100 公克青蔥,切碎

50 公克生薑,去皮並切碎

2 片蒜瓣,切碎

1 根紅辣椒,去籽並切丁

100 公克玉米筍,切半並切丁

50 公克芥藍菜,去掉粗莖並切碎

200 公克花椰菜飯(可以直接用買的)

25 公克新鮮香菜,大致切碎

2 湯匙醬油

1 顆萊姆擠出的汁

25 公克切碎的腰果(非必要)

做法

1 將 1 湯匙橄欖油倒入炒鍋或大煎鍋,將天貝炒至金黃色,然後放置一旁。將剩餘的油倒入鍋中,將青蔥、生薑和蒜瓣翻炒 2-3 分鐘。

2 將天貝連同紅辣椒、玉米筍和芥藍菜一起倒入鍋中。加入 2 湯匙的水,邊煮邊攪拌約 3 分鐘,或直至芥藍菜萎縮。

3 現在加入花椰菜飯,加熱 1 分鐘左右。離火,加入香菜、醬油和萊姆汁。在上頭撒些腰果並立即享用。

甜點

烤大黃牛奶甜酒佐杏仁片

我喜歡大黃,過去住在倫敦東部時,經常在窗子外頭種這種植物。把巧克力磨碎以後來裝飾也很好看。

食材／二人份

2 根大黃(約 300 公克),切成 2 公分的丁塊
1 顆柳橙的果皮和擠出的果汁
40 公克紅糖
240 公克全脂希臘優格
20 公克烤過的杏仁片

做法

1 將烤箱預熱至 200°C(旋風烤箱至 180°C,瓦斯爐連烤箱至 6 度)。將大黃、柳橙皮、柳橙汁和紅糖放入小烤盤中,烘烤 30 分鐘。從烤箱中取出烤盤,讓食材冷卻。
2 將大黃與優格混合,再撒上烤過的杏仁片。

巧克力和香蕉冰糕

我又要再度製作我喜歡的巧克力甜點。這個食譜的雞蛋添加了蛋白質，而重乳脂鮮奶油則添加了脂肪——這些元素結合在一起，所以吃了這款甜點，我們的血糖會保持穩定。各位有沒有注意？我沒有放很多的糖，所以這是一舉兩得。

食材／六到八人份

1 根成熟的香蕉
2 湯匙無糖可可粉
70 公克細砂糖
4 顆中等大小的雞蛋，蛋黃蛋白分離
300 毫升重乳脂鮮奶油

做法

1. 在一個 1 公升的長方形盒子中鋪上保鮮膜。將三個碗擺進去排成一行，還要使用一個電動攪拌機。
2. 將蛋白打進一個碗中，將重乳脂鮮奶油倒入另一個碗中。在第三個碗中，將香蕉搗碎，加入可可粉和糖，攪拌至完全混合，然後加入蛋黃攪拌。
3. 攪拌蛋白，直到蛋白打發成硬性發泡。最後，將重乳脂

鮮奶油攪拌至定型。如果你按這個順序做，你不需要在中間時清洗攪拌機。

4 將鮮奶油拌入香蕉混合物，然後輕輕拌入蛋白。將這種混合物倒到貼上內襯的烤盤中，然後放入冰箱。

5 享用前 20 分鐘將這種冰糕從冰箱中取出，使其稍微變軟。

可可粒伊頓混亂

伊頓混亂（Eton mess）是一種美味甜點，會充分利用多汁的夏季漿果。如果時間不夠，可用希臘優格代替奶油，這樣你就不必攪拌了。

食材／四人份

225 毫升重乳脂鮮奶油

½ 湯匙粉糖

4 個商店購買的蛋白酥

225 公克草莓或覆盆子（或兩者混合）

2 湯匙可可粒

做法

1 使用電動攪拌機或打蛋器,將奶油和粉糖攪拌至剛好定型。

2 用另一個碗將蛋白酥搗成塊狀。加入鮮奶油並輕輕攪拌混合。最後,拌入漿果,立即上桌,上面要撒上可可粒。

綜合漿果堅果碗

　　鬆脆的堅果飾料營養豐富,可以替代傳統的麵粉。麵粉在消化後會變成葡萄糖,但堅果不會。你可以使用任何漿果,把它們混合在一起,並且隨意嘗試不同的堅果醬。

食材／四人份

150 公克杏仁粉

100 公克細砂糖

40 公克奶油,切丁

30 公克花生醬(或其他堅果醬)

50 公克榛子,大致切碎

100 公克杏仁,大致切碎

550 公克冷凍漿果

1 湯匙玉米澱粉

做法

1. 將烤箱預熱至 200°C（旋風烤箱至 180°C，瓦斯爐連烤箱至 6 度）。將磨碎的杏仁和 40 公克細砂糖倒入一個碗中混合。加入奶油，然後用指尖慢慢搓揉杏仁粉，直到一切都充分融合。 拌入花生醬、榛子和杏仁。
2. 把漿果放入一個中等大小的烤盤，加入剩餘的細砂糖和玉米澱粉以後攪拌。把堅果飾料撒在上頭，然後放入烤箱烘烤 25-30 分鐘，或者直到漿果冒泡並且飾料呈現金黃色。搭配一些希臘優格或重乳脂鮮奶油一起享用。

白巧克力哈密瓜碗

這是一款吃起來清爽無比的夏日甜點。

食材／四人份

100 公克細砂糖

900 公克哈密瓜（或混合各種甜瓜）

大量的新鮮薄荷

200 公克白巧克力，大致弄碎

做法

1. 將細砂糖倒入裝有 100 毫升的水和 3 枝薄荷的中型平底鍋。用文火慢煮,不時攪拌,直到糖完全溶解。放在一邊冷卻,然後移除薄荷枝。

2. 用挖瓜器把瓜肉挖出來,或者把哈密瓜切成 2 公分的丁塊。

3. 將哈密瓜放在一個大盤子裡,淋上糖漿,撒上薄荷葉,再用白巧克力裝飾。

布朗尼佐覆盆子和希臘優格

　　你可能想問,為什麼我會將希臘優格加入巧克力糕。這是因為我從不讓碳水化合物光著身子在我身體內遊走……。

食材╱製作 12 份布朗尼

180 公克黑巧克力(至少 70% 為固體)

180 公克無鹽奶油

300 公克細砂糖

130 公克中筋麵粉

½ 茶匙發酵粉

(未完,續下頁)

3 顆中等大小的散養雞蛋

100 公克全脂希臘優格

50 公克覆盆子

做法

1. 將烤箱預熱至 180°C（旋風烤箱至 160°C，瓦斯爐連烤箱至 4 度）。在烤盤（30 公分 x20 公分）鋪上防油紙。將巧克力和奶油放入耐熱碗，然後置於裝著沸水的平底鍋上方（不要讓碗底碰觸到水）。

2. 當巧克力和奶油完全融化以後，熄火並加入細砂糖、中筋麵粉和發酵粉攪拌。打入雞蛋並攪拌，直到混合物完全呈現光滑。

3. 倒入準備好的烤盤，烤 20 分鐘。從烤箱中取出烤盤，先讓食材冷卻，再切成 12 個正方形。

4. 用叉子背面將覆盆子搗碎，然後均勻加入到優格。在每塊布朗尼上放一團覆盆子和優格混合物。

小撇步：如果想增加鬆脆感，烘烤前不妨將開心果撒在巧克力糕上。

致謝

多虧了大家群策群力，本書才能夠出版。這真是眾志成城！我要感謝「血糖女神」社群的朋友，他們熱情洋溢，不僅提供自己的血糖數據，也講述自身的故事。這本書誕生於我們共同打造的運動。

我要感謝我夢想的代理人蘇珊娜・利（Susanna Lea），她幽默機智，豐富了我的生活。感謝馬克・凱斯勒（Mark Kessler）和 SLA 出版社的每位同仁對我的誠摯歡迎。感謝出版商西蒙與舒斯特（Simon & Schuster）團隊和艾米莉・格拉夫（Emily Graff）的熱情和投入。我也要感謝 Short Books 出版社、麗貝卡・尼考爾生（Rebecca Nicolson）和奧瑞亞・卡本特（Aurea Carpenter）的努力和奉獻。謝謝妳，伊薇・鄧恩（Evie Dunne），感謝妳提供這麼精美的插圖。

羅伯特・勒斯蒂格（Robert Lustig）給我非常需要的回饋，我在此要感謝他。感謝我的第一位朋友和第一個讀者艾麗莎・伯恩賽德（Elissa Burnside），感謝妳的鼓勵和關愛。感謝富蘭克林・塞爾文—施賴伯（Franklin Servan-

Schreiber）為我穿針引線，從中撮合。感謝大衛・塞爾文—施賴伯（David Servan-Schreiber）為我鋪平了道路。

我要感謝我的朋友，你們是最棒的，謝謝你們與我分享經驗。達里奧，謝謝你給我無條件的愛。絲芙蘭謝謝你一路扶持和陪伴。我還得感謝愛麗絲、保羅、伊內斯、馬修、亞瑟、潔絲蒙和我全部的家人。爸爸，謝謝你的好意。媽媽，謝謝妳，妳是我的女神。感謝安妮・沃西基（Anne Wojcicki）、凱文・瑞恩（Kevin Ryan）和湯瑪斯・謝爾曼（Thomas Sherman）始終相信我並給我指引明路。

感謝在世界各地開展研究的科學家們以及在他們之前努力研究的人，他們肩負這項研究的重責大任。我要感謝阿克塞・爾埃塞爾曼（Axel Esselmann）和勞倫・克哈茲（Lauren Kohatsu），因為他們從一開始就相信我的研究。我要感謝23andMe的每一位同仁，他們讓我知道該如何去參照科學研究。博（Bo），謝謝你幫助我啟動這個瘋狂的寫書計畫。

本書即將收尾，我也想對自己說聲謝謝。感謝妳信任並遵循讓妳靈魂活躍發光的事物。妳甦醒以後勇敢去追逐它。雖然這段旅程並不輕鬆，但我很高興這個想法選擇了我，我希望自己沒有辜負它交給我的使命。

HD 148
90%的病，控糖就會好：挑對食物、吃對順序、控制份量，就能逆轉體質的血糖平衡法
Glucose Revolution: The Life-Changing Power of Balancing Your Blood Sugar

作　　者	潔西・伊喬斯佩 Jessie Inchauspe
譯　　者	吳煒聲
主　　編	吳珮旻
編　　輯	鄭淇丰
封面設計	林政嘉
內頁排版	賴姵均
企　　劃	鍾惠鈞
版　　權	劉昱昕

發 行 人	朱凱蕾
出　　版	英屬維京群島商高寶國際有限公司台灣分公司 Global Group Holdings, Ltd.
地　　址	台北市內湖區洲子街88號3樓
網　　址	gobooks.com.tw
電　　話	(02) 27992788
電　　郵	readers@gobooks.com.tw（讀者服務部）
傳　　真	出版部 (02) 27990909　行銷部 (02) 27993088
郵政劃撥	19394552
戶　　名	英屬維京群島商高寶國際有限公司台灣分公司
發　　行	英屬維京群島商高寶國際有限公司台灣分公司
二版日期	2023年10月

© 2022 by Jessie Inchauspé
International Rights Management: Susanna Lea Associates

國家圖書館出版品預行編目(CIP)資料

90%的病，控糖就會好：挑對食物、吃對順序、控制份量，就能逆轉體質的血糖平衡法 / 潔西.伊喬斯佩 (Jessie Inchauspe) 著；吳煒聲譯. -- 初版. -- 臺北市：英屬維京群島商高寶國際有限公司臺灣分公司, 2023.10
　　面；　公分.--(HD 148)

譯自：Glucose revolution : the life-changing power of balancing your blood sugar
ISBN 978-986-506-627-7(平裝)

1.CST: 健康飲食　2.CST: 健康法　3.CST: 升血糖素　4.CST: 糖尿病

411.37　　　　　　　　　　　　　112016608

凡本著作任何圖片、文字及其他內容，
未經本公司同意授權者，
均不得擅自重製、仿製或以其他方法加以侵害，
如一經查獲，必定追究到底，絕不寬貸。
版權所有　翻印必究